安徽省生物基材料产业发展研究报告(2021)

谭常春　宋平凡　编著

合肥工业大学出版社

本书编写人员

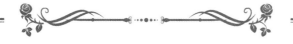

编　著　谭常春　宋平凡　吴文生　丁　澍

参　编　钟晓愉　李文心　亓奥琳　王　艺

　　　　　陈　钰　许令炜　徐嘉伟　吕达龙

　　　　　胡梦婷　胡　瑛　戴文亚　张依宁

序　言

　　长期以来"低碳环保""节能减排"已经成为全球公认的主流趋势，在这样的背景下，生物基材料产业作为实现这一目标的重要领域，受到世界各国的高度重视。2020年9月，中国明确提出2030年"碳达峰"与2060年"碳中和"目标，"双碳"战略目标的提出必将促进我国制造业绿色低碳转型升级，而生物基材料领域作为重要的新兴技术领域，必将是重点发展的领域。此外，我国目前的塑料制品与人们的日常生活息息相关，使用需求巨大，随着环保力度增加和生活质量提升，加大"禁塑"力度也是未来可预见的潮流之一，而作为替代品的生物基材料制品，未来将有不可估量的市场潜力。

　　当前，世界各国在生物基材料领域积极发力，加大研发力度，希望尽快抢占生物基材料领域的制高点。我国也意识到了生物基材料产业对经济高质量发展的重大意义，从"十二五"规划以来就高度重视生物基材料产业的发展，不断加大扶持力度。当前，安徽省实施"打造三地一区　建设美好安徽"的战略，生物基材料产业的壮大与战略性新兴产业发展、科技创新突破和绿色低碳转型等方面息息相关，安徽省蚌埠市更是全国唯一以生物基材料为特色的国家新型工业化产业示范基地，拥有规模以上生物基新材料生产企业20余家，以安徽丰原集团有限公司为代表企业。我们可以认为，生物基材料产业的发展是全面关系到"打造三地一区"战略的重要产业。目前安徽省生物基材料产业已逐渐形成一定的集聚效应和区域优势，应趁热打铁、快马加鞭，尽快迈上新的高质量发展阶段。

　　在这样的背景下，我们课题团队根据调研和研究成果，撰写了本研究报告。本研究报告介绍了当前生物基材料产业发展背景，分析了国际和国外生物基材料产业发展的状况，同时对生物基材料产业的上、中、下游进行了细分介绍。在此基础上，本报告全面分析了安徽省生物基材料产业的总体发展状况，以及各个地市的生物基材料布局情况，并深入剖析了安徽省生物基材料产业发展的优劣势、机遇和威胁；同时，本报告选取了安徽省生物基材料的若干龙头企业以及区域性的代表性企业进行案例分析。本报告还关注生物基材料产业的融资特点及融资方式，提供了生物基材料产业的相关典型融资案例，以期对安徽省内生物基材料产业公司的融资提供借鉴。最后，本报告为安徽省生物基材料产业的发展提出了政策建议以及融资方面的建议。

本报告在合肥工业大学经济学院谭常春教授、宋平凡副教授、吴文生副教授和丁澍副教授的指导下完成。各章节的编写具体分工如下：第 1 章至第 8 章的内容主要由谭常春教授和宋平凡副教授设计安排以及完善，第 9 章至第 12 章的内容主要由吴文生副教授和杨琛琛博士设计安排以及完善。在撰写工作上，钟晓愉执笔撰写第 1 章内容，李文心执笔撰写第 2 章内容；亓奥琳执笔撰写第 3 章内容；王艺执笔撰写第 4 章内容；陈钰执笔撰写第 5 章内容；许令炜执笔撰写第 6 章内容；徐嘉伟执笔撰写第 7 章内容；吕达龙执笔撰写第 8 章内容；胡梦婷执笔撰写第 9 章内容；胡瑛执笔撰写第 10 章内容；戴文亚执笔撰写第 11 章内容；张依宁执笔撰写第 12 章内容。

鉴于作者水平及时间有限，报告中的不足和错误在所难免，敬请读者批评指正。

目　　录

第 1 章　生物基材料产业发展分析 …………………………………………… (001)

　　1.1　生物基材料产业研究背景 …………………………………………… (001)

　　1.2　生物基材料产业总体概况 …………………………………………… (002)

　　1.3　生物基材料产业链概况 ……………………………………………… (006)

　　1.4　发展生物基材料产业的意义 ………………………………………… (008)

第 2 章　国内外生物基材料产业发展现状 ………………………………… (012)

　　2.1　国外生物基材料产业发展现状 ……………………………………… (012)

　　2.2　国内生物基材料产业发展现状 ……………………………………… (015)

　　2.3　国内外"禁塑令"政策 ……………………………………………… (018)

第 3 章　生物基材料上游产业发展分析 …………………………………… (023)

　　3.1　乳酸发展情况分析 …………………………………………………… (023)

　　3.2　丁二酸发展情况分析 ………………………………………………… (025)

　　3.3　己二酸发展情况分析 ………………………………………………… (028)

　　3.4　1,3 丙二醇发展情况分析 …………………………………………… (033)

第 4 章　生物基材料中游产业发展分析 …………………………………… (037)

　　4.1　聚乳酸发展情况分析 ………………………………………………… (037)

　　4.2　聚羟基烷酸酯发展情况分析 ………………………………………… (041)

　　4.3　其他情况分析 ………………………………………………………… (043)

第 5 章　生物基材料下游产业发展分析 …………………………………… (049)

　　5.1　生物基塑料发展情况分析 …………………………………………… (049)

　　5.2　生物基纤维发展情况分析 …………………………………………… (055)

第 6 章　安徽省生物基材料产业发展分析 ………………………………… (061)

　　6.1　安徽省生物基材料产业总体规划布局 ……………………………… (061)

　　6.2　安徽省各地生物基材料产业发展总体情况 ………………………… (062)

6.3　安徽省生物基材料产业发展 SWOT 分析 ……………………………… （068）

第7章　安徽省生物基材料产业龙头企业代表分析 …………………… （072）

7.1　中粮生物科技现状分析 ……………………………………………… （072）
7.2　安徽丰原集团现状分析 ……………………………………………… （077）
7.3　雪郎生物科技现状分析 ……………………………………………… （080）

第8章　安徽省生物基材料产业区域典型企业分析 …………………… （086）

8.1　合肥地区 ……………………………………………………………… （086）
8.2　安庆地区 ……………………………………………………………… （089）
8.3　淮北地区 ……………………………………………………………… （090）
8.4　阜阳地区 ……………………………………………………………… （092）
8.5　六安地区 ……………………………………………………………… （093）
8.6　芜湖地区 ……………………………………………………………… （094）
8.7　宣城和滁州地区 ……………………………………………………… （095）

第9章　企业融资方式研究 ………………………………………………… （097）

9.1　融资理论分析 ………………………………………………………… （097）
9.2　企业融资方式 ………………………………………………………… （099）
9.3　政府补助 ……………………………………………………………… （102）

第10章　生物基材料产业融资模式与特点 ……………………………… （107）

10.1　总体融资特点 ………………………………………………………… （107）
10.2　产业链具体融资特点 ………………………………………………… （108）
10.3　企业生命周期具体融资特点 ………………………………………… （109）
10.4　生物基材料产业可行的融资渠道 …………………………………… （110）

第11章　生物基材料产业典型融资案例 ………………………………… （125）

11.1　国外生物基材料公司典型融资案例 ………………………………… （126）
11.2　国内生物基材料公司典型融资案例 ………………………………… （129）
11.3　国内外生物基材料公司典型融资案例对安徽省相关企业的启示 …… （133）

第12章　生物基材料产业重点领域和企业的政策及融资建议 ………… （135）

12.1　政策建议 ……………………………………………………………… （135）
12.2　融资建议 ……………………………………………………………… （140）

参考文献 ……………………………………………………………………… （143）

第 1 章　生物基材料产业发展分析

1.1　生物基材料产业研究背景

近年来，随着国际原油价格的不断波动和能源消耗的持续攀升，资源紧缺、环境污染的压力与日俱增。从过去 10 年的历史数据来看，国际原油价格从 2011 年 94.84 美元一桶涨至 2013 年 112.47 美元一桶；在 2016 年跌至近 10 年以来最低价，为 37.22 美元一桶；2021 年，国际原油价格为 51.8 美元一桶。2008 年至 2018 年，全球一次能源消费总量大幅度增长，从 490.23 艾焦增长到 576.23 艾焦，年均复合增长 1.6％。2020 年，能源消耗量为 556.63 艾焦，同比增长 1.3％。其中，2018 年，全球能源消费和使用能源过程中产生的碳排放增速为 2％，其增长之快接近了近 10 年以来的最高水平，给全球环境发展带来了严重的负面影响。

党的十九大以来，高质量与绿色低碳成为我国经济发展的主要方向；同时，国家明确了要实现"双碳"目标，即我国二氧化碳排放力争 2030 年前达到峰值，力争 2060 年前实现"碳中和"。在严峻的环境形势和绿色低碳转型发展的背景下，生物能源产业、生物制造产业脱颖而出，在全世界范围内掀起发展热潮，其发展背后带来的不仅仅是全球产业上的经济效益，更彰显了重要的环保意义，并且为行业发展提供了源源不断的内生动力。生物基材料的显著特点在于它的发展符合绿色环保的基本方向，同时满足了减少污染、节约资源的基本要求，正逐步成为强化科技发展、带动经济增长的新技术产业。

当前新材料产业作为我国战略性新兴产业中的重要一环，国家正在大力支持该产业的发展。作为代表性的生物基材料产业，通过利用各种生物质资源，达到可循环发展的目标，能够有效弥补塑料等材料的缺陷，缓解环境污染等问题，是国内外新材料发展的重点方向。进入 21 世纪以来，各个国家愈发重视低碳环保的绿色经济发展，生物基材料也备受关注，发展态势良好。生物基材料是通过对各种植物、农作物等可循环生产的资源充分利用，经过生物合成、生物加工、生物炼制等工艺加工而形成的新材料。生物基材料主要包括生物醇、高分子材料、生物聚合物材料、生物降解塑料、特种生物质纤维等。这些材料不仅可以实现原料再生环保，还能够确保在加工处理过程中，减少二氧化碳等环境污染物的排放，实现绿色低碳的发展目标。

2012 年，国务院发布了《"十二五"国家战略性新兴产业发展规划》，提出将生物产业列为重点战略产业，并大力推动其发展。2016 年，国务院发布了《"十三五"国家战略性新兴产业发展规划》，强调生物基材料产业要做大做强，就必须实行集约化发展，并形成产业规模效应，重点提升产业自主创新能力和发展水平。2021 年 3 月，《中华人民共和国国民经济和社会发展第十四个五年规划和 2035 年远景目标纲要》发布，提出推动生物基和生物医用材料研发应用，重点关注生物技术产业发展，突破核心技术创新壁垒，强化产业发展短板，培育和发展新的产业动力；促进生物科技与资讯科技的融合与创新，并推动生物材料、生物能源等行业的发展，从而提升生物经济的发展水平。

近年来，安徽省不断加快发展生物基材料产业，加大产业重视力度。2020 年，安徽省印发《支持生物基新材料产业发展若干政策》，提出了以推动生物基材料产业发展作为提升绿色工业发展水平的突破口，推动传统材料业的转型升级，提高绿色产品的供应，减少矿物资源的依赖性，加快安徽省生态文明建设。2021 年 4 月，安徽省人民政府印发《安徽省国民经济和社会发展第十四个五年规划和 2035 年远景目标纲要》，明确关键核心技术攻坚方向，聚焦生物医药、新材料、新能源等重点领域，支持创新性的基于生物降解的功能性纤维及薄膜的开发；加快新型生物基仿生材料和其他技术成果的产业化，推进重点项目的建设，引领带动产业创新发展，培育一批未来产业。

安徽省作为生物基材料产业发展的重要基地，不仅有丰富的农作物、植物、废弃木材等生物基原材料的资源优势，同时拥有特色鲜明的生物基材料产业基地和高技术含量的骨干企业以及自主知识产权的特色产品。此外，安徽省人民政府出台一系列政策支持生物基材料产业发展，紧跟"十四五"国家重点研发计划步伐，并于 2019 年、2020 年成功举办首届中国生物基材料产业发展大会、第二届中国生物基材料产业发展大会，加速生物基材料产品推广应用，促进相关产业健康、快速发展。

通过对比国内外生物基产业发展现状，聚焦生物基上中下游产业链发展分析，进而全面剖析安徽省生物基材料产业发展，研究生物基材料产业发展的融资模式与特点，主要意义在于推进绿色低碳循环发展，实现碳中和目标；扩散产业聚集效应，推动区域经济高质量发展；完善产业价值链生产模式，促进生物基材料企业转型升级。

1.2　生物基材料产业总体概况

1.2.1　全球生物基材料产业概况

2014 年，世界经济合作与发展组织（OECD）发布《合成生物学政策新议题》，指出应当加大对合成生物学领域的研发重视程度，其发展前景较好，未来有很大的发展机会，而当前最重要的是寻求创新方法，以进一步推动合成生物学的发展。

世界自然基金会（WWF）估测，到 2030 年，工业生物技术每年将可降低 10 亿至 25 亿吨的二氧化碳排放。OECD 发布的战略报告《面向 2030 生物经济施政纲领》，预计到 2030 年，生物制造的化学、工业等产品在全球将达 35%。此外，麦肯锡全球研究院将合成生物学列入未来十二大颠覆性技术之一的"下一代基因组学"之中，预计到 2025 年，合成生物学与工业生物技术的经济影响将达到 1000 亿美元。由此可见，生物基材料产业在未来的市场规模将持续扩大，发展潜力深厚。

新思产业研究中心发布的《2020—2025 年中国生物基材料行业细分市场需求及开拓机会研究报告》显示，生物基产品的生产是以生物质材料为主，当前全球每年生产约 1600 亿吨生物质，但全球中生物质年需求量仅为 200 亿吨，其中用于动物饲料领域的需求最大，占比达到 55%；其次是生物能源，占比为 18%；食品、材料以及生物燃料领域应用需求较少，其中生物基产品需求占比不到 1%。由此看出，全球生物质资源丰富，生物基产业未来发展潜力较大。

生物基产业处于发展初期，目前最具有发展前景的产品为生物基柴油和生物基化学品及材料。生物柴油的应用能够减少硫化物、一氧化碳的排放，当前生物柴油在欧盟被政府强制要求添加于汽油中，在我国有政策鼓励，但应用需求较少。在各国政策的支持下，生物柴油应用需求持续攀升，预计到 2025 年全球生物柴油需求量将达到 5000 万吨左右，我国生物柴油需求量将达到 600 万吨。

生物基化学品指的是以淀粉、葡萄糖、木质纤维素等为原材料生产的塑料、溶剂、表面活性剂等大宗化学品和精细化学品。欧盟是全球最大的生物基化学品生产以及消费国家，当前产量近 600 万吨，需求量为 700 万吨。欧盟虽然是最大的生物基化学品消费国家，生物基化学品在下游市场的渗透率不过 5%，未来有较大发展空间。受各国政策的支持，传统石化巨头纷纷布局生物基化学品领域，当前壳牌、巴斯夫、杜邦等企业均在发展生物化工产业。在全球环保的大背景下，各国政府积极支持生物基产业发展，生物基产品市场规模不断扩大。

1.2.2　我国生物基材料产业概况

我国的生物基材料产业发展时间虽然不长，但是发展速度较快，核心技术进步飞速，产业种类繁多，市场发展潜力巨大，获得了良好的经济效益，正成为我国绿色产业发展的主要方向之一。由图 1-1 可知，2019 年中国规模以上企业生物基材料营业收入为 148.49 亿元，较 2018 年增加了 24.38 亿元；2019 年中国规模以上企业生物基材料营业成本为 132.26 亿元，较 2018 年增加了 23.18 亿元。

由图 1-2 可知，生物基材料作为一种新的能源储备品，能够弥补石油基材料所带来的环境污染问题与能源损耗问题，正朝着高质量、高标准、高效率、高利用率、高环保化等方向发展。2018 年生物基材料规模以上企业资产总计为 83.3 亿元，实现利润总额 2.8 亿元；2019 年生物基材料规模以上企业资产总计为 101 亿元，实现利润总额 3 亿元。

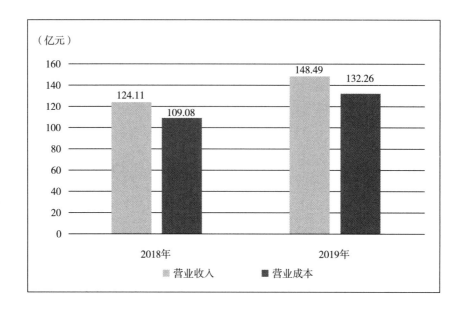

图 1-1　2018—2019 年中国规模以上企业生物基材料营业收入及营业成本

资料来源：中国纺织工业报告、智研咨询整理

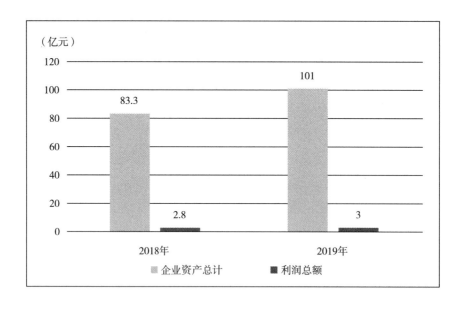

图 1-2　2018—2019 年中国生物基材料规模以上企业资产总计及利润总额

资料来源：中国纺织工业报告、智研咨询整理

由图 1-3 可知，2014 年起，我国生物基材料产量逐年增长，2020 年我国生物基材料产量为 153.6 万吨。

2014 年我国生物基材料市场规模为 96.86 亿元，2020 年我国生物基材料市场规模增长至 171.54 亿元，2014 年以来我国生物基材料行业规模复合增速为 10.01%。

从目前中国生物基材料企业发展来看，江苏省代表企业有南通九鼎生物工程有限公司、江苏南通华盛新材料股份有限公司、南通盛虹高分子材料有限公司，主要涉及先进高分子材

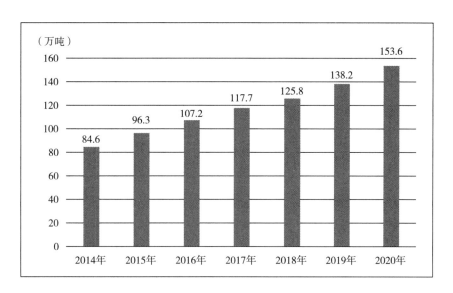

图 1-3　2014—2020 年中国生物基材料产量

资料来源：嘉裕检测网整理

料（PLA）、绿色环保纤维等方向；山东省代表企业主要有山东凯赛生物技术有限公司、山东百盛生物科技有限公司、山东寿光巨能金玉米开发有限公司、山东贝诺生物医药科技有限公司，主要涉及生物基聚酰胺、聚酯酰胺、生物基纤维材料等方向；安徽省代表企业主要有安徽丰原福泰来聚乳酸有限公司、安徽丰原生物化学股份有限公司、安徽雪郎生物科技股份有限公司、中粮生物科技股份有限公司，主要涉及聚乳酸、聚丁二酸丁二醇、生物基高性能新材料等方向。

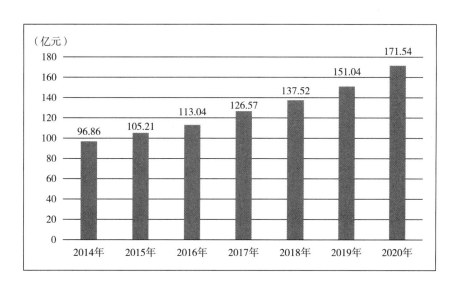

图 1-4　2014—2020 年中国生物基材料市场规模

资料来源：嘉裕检测网整理

在生物基材料产业发展上，我国与其他发展基础较好的国家相比仍有很大差距，核心技术的创新与突破仍然是发展的关键，整体生物基材料的产业链形成也还不够完善，必须持续加大我国对绿色材料产业发展的重视程度，加大政策引导与支持力度，引进和学习国际新兴技术，与国际知名企业加强工艺技术合作，促进产品交流互动，提升自我研发水平，为我国生物基材料产业提升科技创新能力和国际核心竞争力奠定基础。

1.3 生物基材料产业链概况

作为朝阳产业，生物基材料是以农作物、植物和废弃物等可再生生物质为原料，加工制造成新型化学材料，包括生物醇、生物基化学品、糖工程产品、生物基塑料、生物基橡胶、生物基纤维以及生物质热塑性加工得到塑料材料等。

生物基材料产业链可以分为上中下游，上游产品主要为 L-乳酸、D-乳酸、丁二酸、1，3-丙二醇等生物基单体材料；中游产品为由单体经聚合反应而成的聚酯化合物，包括聚乳酸（PLA）树脂、二元酸二元醇共聚酯（PBS、PBSA、PBAT 等）树脂、聚羟基烷酸酯（PHA）树脂等；下游产品为生物基塑料和生物基纤维等高分子化合物。详见表 1-1 所列。

表 1-1 具体生物基材料产品种类

产业链	产品类型
上游	L-乳酸、D-乳酸、丁二酸、1，3-丙二醇等生物基单体材料
中游	聚乳酸（PLA）树脂、二元酸二元醇共聚酯（PBS、PBSA、PBAT 等）树脂、聚羟基烷酸酯（PHA）树脂、聚己内酯（PCL）树脂、聚邻苯二酰胺（PPA）、二氧化碳共聚物（PPC）、聚呋喃二甲酸乙二醇酯（PEF）、塑木复合材料等
下游	可降解包装材料、发泡塑料、制塑制品、纺织化纤、工程塑料、农用地膜、生物医药制品、建筑材料等
聚乳酸纤维产品	家纺、医疗、服装（内衣、童装、运动服饰等）等

生物质原料生物基产品流程图如图 1-5 所示。

近年来，我国逐步推动生物基材料产业的发展，将生物产业列为国家战略性新兴产业，随着生物基材料上中下游产业链发展得越来越完善，对资金的需求也日益扩大。资金链是一个公司运作的基础，在确保安全的情况下，除了要确保主链的资金充足，还要确保公司本身也具备足够的融资能力。因此，许多生物基材料企业倾向于多元化的融资方式，以保证稳定充足的资金来源，如股权融资、债券融资、直接融资、间接融资等。

与此同时，国家对绿色环保材料产业重视程度加大，政府对生物基材料产业的补助也越来越多，以扶持其发展。其中，以开发性金融支持产业发展的形式最具代表性。开发性金融是一种以市场化方式募集和引导社会与企业资金，将其转化为长期大额贷款，并建立稳定的资金来源，满足经济发展需要，支持社会经济发展的薄弱环节和领域，支持国家基础产业、支柱产业和战略性新兴产业等领域发展。它不追求利润，也不涉足高度成熟的商业领域，但在缺乏市场的地方，坚持以市场建设的方法，以融资为杠杆，借助政府机构的力量，把资金投向国家扶持的行业。

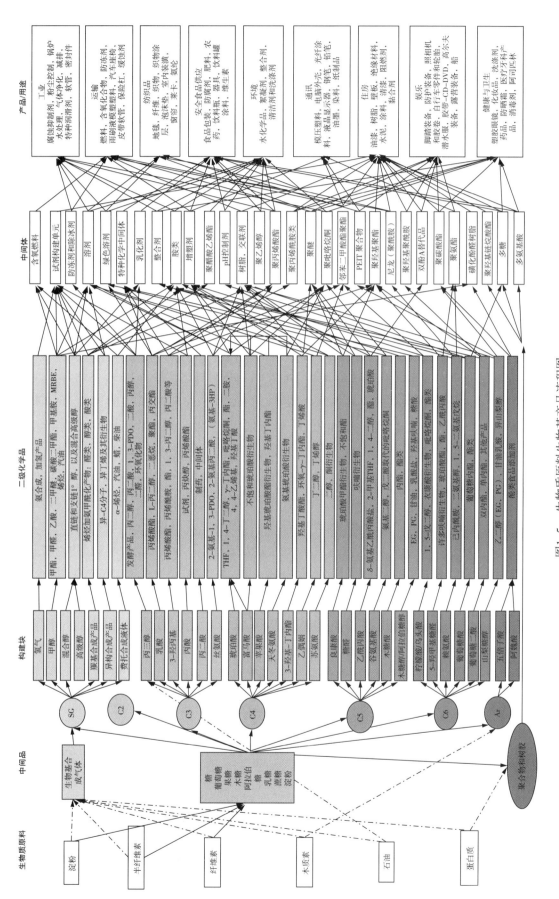

图1-5 生物质原料生物基产品流程图

资料来源：Energy Efficiency and Renewable Energy

1.4 发展生物基材料产业的意义

在全球开启"碳中和"行动的背景下，生物基材料产业作为绿色环保新兴产业，为全球迈向"碳中和"提供了全新路径。同时，发展生物基材料产业，也是产业链上、中、下游协同发展的过程。在此过程中，生物基材料产业全生命周期与产业链上各环节技术互动和衔接更为紧密，重塑了传统材料产业价值链，带动了产业链的集聚与升级，成为区域经济发展的重要引擎之一，推动我国经济实现高质量发展。作为我国生物基材料产业发展的创新基地，安徽省长期以来积极响应国家发展战略，发展生物基材料产业，不仅促进了安徽省产业技术革新，而且为省内发展绿色经济奠定了基础。

1.4.1 全球发展生物基材料产业的意义

（一）助力全球实现"碳中和"，赋能绿色发展新模式

随着全球经济、工业、科技的飞速发展，碳排放大幅增长，能源消耗不断攀升，环境污染问题日益凸显，严重影响着世界绿色发展水平的提升和人类生态文明的进步。据国际能源署公布的数据，2019 年全球碳排放量约为 330 亿吨，2020 年因新冠肺炎而产生的二氧化碳排放量约为 306.9 亿吨，大大超过了预期的水平。1900—2020 年，这 120 年间全球碳排放量大幅度增高，增长了 15.6 倍，破坏了自然环境的和谐与可持续发展，同时也严重影响了人们的生活。因此，当前情况下必须严格控制碳排放，坚持发展以生物基材料产业为代表的绿色环保产业，促进全球经济发展方向转向低碳可循环。积极发展生物基材料产业能够有效助力全球实现"碳中和"，为绿色发展提供全新的发展模式。生物基材料是指通过利用植物、谷物等多种可再生生物质原料，运用生物、化学和物理等制造方法进行加工制造的新材料。生物基具有环保、节能减排、原料再生等优点，是一种具有生物可降解性的优良材料。与传统材料相比，生物基材料可以在一定程度上降低碳的排放量，通过焚烧、堆肥等生物可降解的方法，将其转化为无毒的小分子，如水和二氧化碳，重新进入自然循环中，维护整个生态平衡，从而减少污染，甚至还能实现二氧化碳"零排放"，最终做到"碳中和"。

（二）促进全球经济增长，为能源损耗提供新材料

当前，由于技术的落后与能源的损耗，传统材料产业已不能再为全球经济发展带来新的增长点。而生物基材料种类繁多，主要可以分为五大类：生物基平台化合物、生物基塑料、多糖类生物基材料、氨基酸类生物基材料、木塑复合材料。这些生物基材料的广泛应用和产业发展不仅顺应全球绿色经济发展趋势，而且符合节能减排的战略需求，发展潜力巨大，能够为全球经济发展带来新的增长点。在生物基材料中，生物基塑料是目前应用最广泛、研究较深入的生物基材料，能够对应解决石油基塑料所带来的环境污染问题和能源损耗问题，成为一种能源储备的新材料而持续发挥作用。

1.4.2　我国发展生物基材料产业的意义

（一）顺应国家发展战略，推动我国高质量发展

目前，我国经济正逐渐步入高质量发展的时期，以往的粗放发展方式导致了经济结构的不合理，资源环境的矛盾日益突出，传统的发展模式已经不能满足新的经济发展需要。我国目前正处在经济转轨的关键阶段，而生物基材料作为新兴产业的一个重要组成部分，其在国民经济中的广泛运用，既符合国家的可持续发展和节能减排的需要，也为国家的发展提供了新的经济增长点。随着石油资源的日益匮乏和环境问题的日益恶化，各国越来越重视绿色低碳循环经济的发展，对碳排放也提出了新的要求。我国也提出在 2060 年实现"碳中和"的目标，实现经济的绿色低碳转型，是目前我国经济发展的一条主线。生物基材料已经被国家发改委列入《战略性新兴产业重点产品和服务指导目录》，是实现"双碳"发展战略的关键。

（二）加速技术创新，开辟发展方向

中国生物基材料产业近几年的年均增速超过 20%，其产品品种、市场规模不断扩大，已进入工业规模化、集约化、产业化的发展阶段。尼龙作为一种重要的合成原料，在化纤、工程塑料、军事装备等方面得到了广泛的应用。目前，国内对生物基尼龙材料从单体的制备、材料的制备、产品的应用和大规模制备等方面的独创性研究，正在向着高效、高附加值、高利用率的方向发展；同时，由于其优异的性能，其在市场上的应用更加广泛。生物基尼龙的全产业链研究，将推动其迅速发展，并为"具有中国特点的尼龙"产品的跨越发展提供新的思路。

（三）推动产业集群发展，实现区域经济新增长

生物基材料产业链助力产业规模效应、集群效应的积聚，同时产业集群又可以带动相关产业升级，实现由量变到质变，带来了优秀的生物基材料产品的"涌现"。当前，生物基材料产业链开始进入"正向自循环"后的成长加速度，且伴随资本、人才的涌入，技术和商业模式的创新也逐步加速，为发挥生物基材料产业集群的优势提供了多样化支持。在纤维领域我国是世界上最大的聚酯纤维生产国和出口国，也是最大的消费国。据国家统计局统计，早在 2019 年我国聚酯纤维进口量已突破 20 万吨。未来生物基纤维有望在各个应用领域有效替代传统石油基纤维材料，充分利用各大生物基材料相关企业产业集群的区位资源禀赋，通过产业集群带动相关产业的迅速发展，并形成区域经济新的增长点。

（四）重塑产业价值链，增强企业竞争力

生物基材料产业作为国家重要的支柱产业，在当前的发展中，还存在着创新能力不足、产业化基础薄弱等问题。从长远来看，生物制品作为一种具有革新意义的生产模式，将会得到更多的市场认同和青睐，而生物基聚酰胺产业链中的相关产品具有很大的市场潜力，如果出现新的竞争者，那么这条产业链的产品将会面临激烈的竞争。当前，生物产业市场经过发展，已日渐稳定成熟，大量生物制药相关公司的涌现，必然会形成新的产业市场竞争格局。生物制造业是一个技术密集型的行业，对技术人员的依赖性很强，在合成生物学、细胞工程、生物化工、高分子材料与工程等方面，需要大量的复合型人才。经过多年的发展，我国

已积累了大量的科技人才，但在行业发展方面，我国的生物基材料产业还不够成熟，相关技术创新壁垒还在持续突破中，还需要加大创新力度，仍然需要大量专业技术人才进行研发支持。因此，如何推动整个生物基材料产业链的发展，重构其市场价值链，对提升我国企业的核心能力，将起到至关重要的作用。

（五）稳定行业发展，实现原料独立

近几年，由于世界石油资源的短缺和环境的恶化，传统的石化工艺及其产品的不良影响越来越明显，开发以生物为基础的化纤材料是适应发展的必然要求。利用生物基材料生产石油化工产品，是目前石油化工产品发展的一个重要方向。我国化工企业90%以上的产品都是以原油为基础的，原材料的成本占80%，而进口的数量则占据了化工原料的2/3，其对外依存度实际上已超出了行业的安全底线，给整个产业的发展带来了巨大的投资风险和不稳定性。我国是全球第一大纤维生产国，其发展将日益受到限制。大力发展生物基化纤及其原材料工业，既是我国化纤工业的可持续发展之路，也是我国化纤大国的责任。丰富的生物质是未来发展的方向，可以从生物质中获取更多的化学制品。生物基材料工业是实现生物基原料自给自足、稳定国内工业发展、争夺高新技术制高点的必由之路。

1.4.3　安徽发展生物基材料产业的意义

（一）发展生物基材料产业是打造科技创新策源地的有力支撑

安徽省"十四五"规划强调"创新在现代化建设全局中的核心地位"，在加快合芜蚌协同发展的同时，加强科技创新，建设科技强省，打造创新安徽。安徽省生物基材料产业位居全国前列，近年来安徽省大力发展可降解生物基新型功能纤维和薄膜等新材料，有利于解决生物基材料产业的"卡脖子"难题，汇聚多方力量，着眼于具有前瞻性和战略性的生物基材料项目，引领生物基材料产业的技术发展水平攀升至新的高度。

（二）发展生物基材料产业是打造新兴产业聚集地的强力保障

当前，在经济发展的同时，全球石化资源不断减少，环境污染日益严重，用生物可再生资源替代化石资源的呼声越来越高。聚乳酸是最具性价比、最大产量、最广泛应用、最接近石油基PET的可降解材料。安徽省蚌埠市是世界上最大的聚乳酸生产基地，蚌埠市目前已建成世界上第一条年产1000吨的聚乳酸生产线。安徽丰原已经建成年产5万吨的聚乳酸产业化示范线，可年产8万吨的聚乳酸产品，产品质量高、产量高，已实现了由葡萄糖发酵乳酸到聚乳酸产业链的大规模生产，标志着安徽省以聚乳酸为代表的新型生物基新材料产业的发展已取得重大突破。安徽丰原是国内仅有的以谷物和秸秆为原料，生产聚乳酸切片和聚乳酸下游纤维产品的完整产业链的公司。安徽省"十四五"规划提出"把做实做优做强实体经济作为主攻方向"，建设制造强省，打造质量强省。安徽省大力发展生物基材料产业，推动生物基材料产业链向中高端发展，提升安徽省生物基材料产业在全国产业链、供应链、价值链中的地位，提升生物基材料产业的融合化、集群化、生态化发展水平，将高质量发展作为产业的最高发展要求。

（三）发展生物基材料产业是打造改革开放新高地的推动器

安徽省"十四五"规划指出，不仅要扩大开放范围，扩大开放领域，更要深化开放。作为生物基材料产业生产大省，安徽省致力于发展生物基材料产业，对标国际先进规则，完善开放型经济体制，推动开放型经济的高质量发展，打造新时代改革开放新高地，开拓合作共赢新局面。安徽省生物基材料产业基础扎实，产品远销国外。安徽省生物基材料产业主要集中在皖北地区，其中丰原集团的聚乳酸全产业链技术走在全国前列，在世界上也居于垄断地位。在对外开放的过程中，安徽蚌埠以"世界级硅基和生物基制造业中心、皖北地区科技创新和开放发展引领区"为目标，深化生物基材料领域的国际合作，致力于建设成具有较强包容力、承载力、影响力的开放平台，在全省发展生物基材料产业，促进开放型经济高质量发展，有利于建设高质量的中国（安徽）自由贸易试验区。

（四）发展生物基材料产业是打造经济社会发展全面绿色转型区的关键点

安徽省"十四五"规划提出要全面推进可持续发展战略，加强对生态环境的保护，努力营造一个与自然和谐共处的"绿色家园"。随着"禁塑令"的进一步推行，全球可降解生物基环保塑料的需求量日益增加，安徽省作为生物基材料产业大省，产业基础较好，通过研发可降解生物基新型功能纤维和薄膜等新材料，提升绿色技术的创新水平，完善安徽省绿色发展体系，提升全省低碳发展水平，优化生产、生活、生态空间，推动生产、生活方式全面绿色转型。

（五）发展生物基材料产业是全面提升城镇化发展质量的重要环节

安徽省"十四五"规划提出要坚持统筹规划，优化布局，分工协作，以大带小，促进大、小城镇协调发展，形成大、小城镇协调发展的城镇化空间格局。一方面，生物基材料产业的发展有利于构建多中心城市。推动基础设施共建共享，提升公共事务的协作管理水平，改善生态环境，助力生物基材料产业发展，有利于统筹协调城市规划工作。另一方面，发展生物基材料产业有利于加快中小城市发展。例如固镇县全力打造千亿级生物基新材料产业，聚焦珠三角与长三角等发达地区，吸引骨干企业搬迁布点；聚焦国有控股与上市企业，进行精准招商和定点招商，形成聚乳酸产业集群，完善生物基材料产业链，推动固镇县经济发展，为构建蚌埠市"材料之都"奠定了基础。

第 2 章　国内外生物基材料产业发展现状

2.1　国外生物基材料产业发展现状

近年来，全球资源日渐趋紧，物价水平不断攀升，发展生物制造业和能源产业成为各国占领经济制高点的新引擎，发展生物基材料产业的环境效益和经济效益越来越明显，工业发展的内在动力也在不断增强。

2020 年，世界范围内的生物基聚合物生产总量为 241.7 万吨，占化石基聚合物总产量的 1％。多年来，其第一次实现了 8％的复合增长率，显著高于聚合物的整体增长率（3％～4％），预计这一波增长将持续到 2026 年。在各个国家的工业支持政策下，预计到 2026 年，世界生物塑料及聚合物的市场规模将达到 759 亿美元。详细如图 2-1 所示。

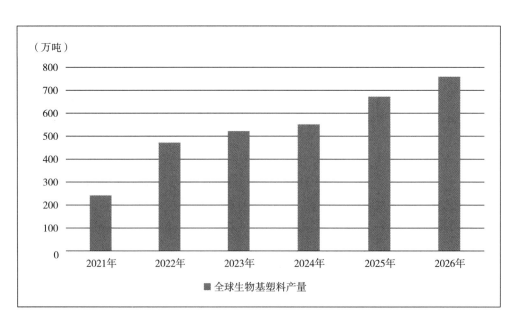

图 2-1　全球生物基塑料产量变化趋势

资料来源：European Bioplastics

在新型和创新的生物基聚合物中，生物基 PP（聚丙烯）和 PHA（聚羟基链烷酸酯）有着最高的相对增长率。PP 可应用于多个领域，能够迅速进入市场，有着广阔的市场前景和强劲的增长潜力。此外，PHA 是一个重要的聚合物家族，这些聚酯不仅是 100％生物基降解的，还具有广泛的物理性能和机械性能，预计未来 5 年产量将增长 3 倍以上。

在生物基塑料产品中，基于生物基的 PE（聚乙烯）和基于生物基的 PET（聚对苯二甲酸乙二醇酯）以及基于生物基的 PA（聚酰胺）占全球生物塑料产能的 44%（近 100 万吨）。在欧洲新产能中，生物基 PE 产量不断攀升，但是尚未实现前几年预测的速度。取而代之的是，将开发的重点转移到 PEF（聚乙烯呋喃酸酯）上。PEF 与 PET 相当，但 PEF 是 100% 生物基产品。PET 因其优良的耐热性、阻隔特性而被广泛应用于食品、饮料等领域，因此，PEF 最终将有潜力替代日益增长的 PET 份额。

另外，包括 PLA 和 PHA、淀粉混合物等在内的可生物降解塑料总共占世界生物塑料产能的 55.5%（超过 100 万吨）。预计到 2024 年，由于 PHA 增长率的显著提高，可生物降解塑料的产量将增加到 133 万吨。

下面重点分析生物基材料中的五类主要产品：乳酸、聚乳酸、二元酸二元醇共聚酯、生物基纤维、生物基塑料的产能概况。

2.1.1　乳酸

北美是世界上最大的乳酸消费市场，其次是亚洲。而世界上的乳酸生产商主要集中在美国、中国、泰国、西欧、中南美和日本，亚洲也是主要的生产市场。世界乳酸生产集中度很高，近 70% 的乳酸生产商在生产过程中采用微生物发酵法，四大乳酸生产商合计占全球产能的 78%。详细见表 2-1 所列。

表 2-1　全球四大聚乳酸企业生产情况

国家	公司	工厂地点	产能	生物基产品
荷兰	科碧恩-普拉克（Corbion-Purac）	荷兰、西班牙、巴西、美国、泰国	30 万吨/年	乳酸及其衍生物，聚乳酸（PLA）
美国	嘉吉（Cargill）	美国	20 万吨/年	乳酸（主要供应旗下的独资子公司 Nature Works 生产聚乳酸）
中国	河南金丹乳酸科技股份有限公司	中国	11.3 万吨/年	L-乳酸及其盐类
中国	安徽中粮生化格拉特乳酸有限公司	中国内地、中国香港、泰国	5 万吨/年	柠檬酸、L-乳酸和聚乳酸（PLA）

资料来源：根据公开资料整理

2.1.2　聚乳酸

聚乳酸以左旋聚乳酸（PLLA）为主要生产产品，全球左旋聚乳酸（PLLA）生产企业集中在北美洲、东南亚和东亚地区，以美国、中国、泰国为代表。目前全球聚乳酸生产厂家已超过 10 家，年产能约为 29 万吨。其中，中国产能约为 6.6 万吨，拟新建扩建约为 25 万吨。主要的生产企业有美国的 Nature Works、泰国的 Total-Purac 和中国的海正生物材料股份有限公司等。详细见表 2-2 所列。

表 2-2　全球聚乳酸主要厂商及产能分布情况

国家	公司	工厂地点	产能	技术来源
美国	Nature Works	美国、东南亚	15 万吨/年	Cargill
泰国	Total-Purac	泰国	7.5 万吨/年	Purac
荷兰	Synbra	荷兰	0.5 万吨/年	Sulzer 和 Purac 合作开发
中国	安徽丰原集团、中粮生化、海正生物等	安徽、浙江	6.6 万吨/年	丰原集团与比利时 Galactic 合作等

资料来源：根据公开资料整理

2.1.3　二元酸二元醇共聚酯

二元酸二元醇共聚酯包括 PBS、PBA、PBSA 等。聚丁二酸丁二醇酯（PBS）是将丁二酸与丁二醇进行缩合聚合而得到的一种可降解生物环保塑料。在一定条件下，其可以通过微生物分解成二氧化碳与水，成为当下研究的热门材料之一。全球 PBS 生产企业集中在北美、北欧、东南亚和东亚地区，以美国、德国、中国、日本、韩国为代表。详细见表 2-3 所列。

表 2-3　全球二元酸二元醇共聚酯主要生产厂商及产能分布情况

国家	公司	产能	产品类别
日本	昭和高分子	0.6 万吨/年	PBS/PBA
	三菱化学	0.3 万吨/年	PBS
美国	杜邦	1.5 万吨/年	PET
	伊斯曼	1.5 吨/年	PET
德国	巴斯夫	1.4 万吨/年，5 万吨/年的项目在建	PET
韩国	SK chemicals	0.2 吨/年	PBS
	LG Chem	0.15 万吨/年	PBS
中国	广州金发科技股份有限公司、扬州邗江佳美高分子材料有限公司、安徽雪郎生物科技股份有限公司等	8 万吨/年，3.3 万吨/年的项目在建	PBSA、PBS

资料来源：根据公开资料整理

2.1.4　生物基纤维

生物基合成纤维主要包括聚乳酸纤维（PLA 纤维）、Lyocell 纤维（天丝）、聚（3-羟基丁酸酯-co-3-羟基戊酸酯共聚物）（PHBV）与聚乳酸（PLA）共混纤维、聚对苯二甲酸丙二醇酯纤维（PTT 纤维）、生物基聚对苯二甲酸丁二酯纤维（PBT 纤维）和 PA56 纤维等。全球 Lyocell 纤维、PLA 纤维生产企业集中在欧洲和东亚地区，以英国、中国、奥地利为代表。详细见表 2-4 所列。

表 2-4 全球生物基纤维主要生产厂商及产能分布情况

国家	公司	产能	技术来源	生物基纤维类别
英国	Courtaulds	—	从 Akzo 公司买下的基本 N-甲基吗啉-N-氧化物（NMMO）专利	Lyocell 纤维
奥地利	Lenzing	13 万吨/年	从 Akzo 公司买下的基本 N-甲基吗啉-N-氧化物（NMMO）专利	Lyocell 纤维
中国	中国石化仪征化纤股份有限公司、无锡市兴盛新材料科技有限公司等	28.65 万吨/年，43.5 万吨/年的项目在建	—	PBT 纤维、PA56 纤维

资料来源：根据公开资料整理

2.1.5 生物基塑料

在生物基材料中，生物基塑料拥有着举足轻重的地位。目前，每年世界范围内的塑料产量大约为 3.68 亿吨，而生物基塑料产量则是塑料总产量的 1%。生物基塑料以其绿色环保的生态特质和可再生的经济特性广受好评，生物基材料产业不断发展。随着需求的增长和生物聚合物新产品的出现，生物基塑料的市场规模不断扩大，经济效益日渐凸显。欧洲生物塑料协会的最新资料表明，生物塑料产量到 2026 年约可增长至 759 万吨，其中生物降解塑料（包括 PBAT、PBS、PLA、PHA、淀粉基降解塑料和其他生物降解塑料）占 64.25%，为 155.3 万吨。根据欧洲生物塑料协会预测数据，到 2026 年，世界范围内可降解塑料的年产量预计为 529.7 万吨，年均复合增长率为 28%。统计数据显示，2021 年生物塑料市场总量为 241 万吨。其中，包装行业的生物基塑料使用量位居第一，占 47% 以上。

在应用方面，生物基塑料主要应用在包装、餐饮产品、消费电子产品、汽车、农业/园艺、玩具、纺织品等领域，并且该领域的使用量不断增加。其中，包装行业的生物基塑料使用量位居第一，2021 年占生物基塑料总市场的 47% 以上（115 万吨）。同时，在汽车、运输和建筑等领域，生物基塑料同样有着多元化应用。随着消费者和各大品牌对可持续产品的需求不断增长，人们越来越意识到其他塑料产品对环境的影响，需要减少对化石资源的依赖，生物基塑料行业具有改进的特性，新材料的新功能与生物基塑料行业的创新也将带动市场上生物基塑料需求的上涨。如今，几乎每种常规的塑料材料都有与之相对应的生物基塑料替代品，生物基塑料具有与常规塑料相同的性能，并具有其他材料不可替代的优势，例如减少了碳足迹或提供了其他废物管理选择（如工业堆肥等）。

2.2 国内生物基材料产业发展现状

2.2.1 国内生物基材料发展优势

随着生物技术的发展，生物基材料和原材料的合成工艺不断革新，生产成本不断降低，产品性能得到改善，对传统石油化工产品的竞争能力也在逐步增强。2008 年 6 月，全国生物基材料及降解制品标准化技术委员会（SAC/TC380）获批成立。2012 年 5 月，科学技术部发布了《生物基材料产业科技发展"十二五"专项规划》，明确提出了在生物基材料相关技术、产业、标准、平台、人才以及企业发展方面的目标。2014 年，国家发改委、财政部启动了生物基材料重大专项。2021 年 2 月 1 日，科学技术部对"十四五"国家重点研发计划 18 个重点专项 2021 年度项目申报指南征求意见。其中，低成本生物基工程塑料的制备与产业化、面向高端应用的阻燃高分子材料关键技术开发、可反复化学循环生物降解高分子材料分别入选"先进结构与复合材料""高端功能与智能材料"重点专项。2021 年 11 月 15 日，工业和信息化部印发《"十四五"工业绿色发展规划》（以下简称《规划》）：（1）在工业"碳达峰"推进工程方面，《规划》已将多种生物基材料（聚乳酸、聚丁二酸丁二醇酯、聚羟基烷酸、聚有机酸复合材料、椰油酰氨基酸）纳入原材料重点任务；（2）在加快能源消费低碳化转型方面，《规划》提出鼓励氢能、生物燃料、垃圾衍生燃料等替代能源在化工领域的推广。在今后的发展中，传统的高能耗、高排放的石化工业将逐步被生物基工业所替代，从而推动并实现新旧动能转换。生物基产业将逐渐取代部分传统高能耗、高排放石化行业，促进和实现新旧动能转换。2021 年 12 月 29 日，自然资源部、科学技术部、工业和信息化部联合发布了《"十四五"原材料工业发展规划》，实施关键短板材料攻关行动，支持材料生产、应用企业联合科研单位开展生物基材料协同攻关。

国内生物基材料的研究单位主要有中科院长春应化所、中科院宁波材料所、中科院理化所、中科院天津工生所、清华大学、蚌埠发酵技术国家工程研究中心等。虽然我国生物基材料行业仍存在着"生物质—平台化合物—合成材料—改性—产品应用"产业链不完善的问题，但是近几年研究单位与企业逐渐加强研发与生产合作，加快推动研发成果转化，同时促进生物基材料产业发展，增强国际竞争力。

中科院长春应化所在新能源、资源与环境、先进材料等方面的研发投入较早，研究体系较为成熟。早在 2017 年其就开始投入研发年产能高达 30 万吨的二氧化碳基生物降解塑料项目，该项目采用聚碳酸丙烯酯（PPC）生物降解塑料第三代合成技术，助力生物基材料产业化，不仅有利于减少白色污染、改善生态环境，还有利于提高二氧化碳的利用率。

中科院长春应化所在国内外享有崇高声誉，在生物基材料领域具有巨大影响力，是我国化学领域的创新平台与攻坚力量。目前，该研究所已经发展成为一个涵盖基础研究、应用研究、高技术创新研究及产业化等诸多领域的综合性研究机构。

中科院宁波材料所于 2004 年 4 月创建，是中国科学院首个在浙江建立的国家研究所。该研究所以"知识创新工程"为基础，致力于实现"创新跨越、持续发展"，是中科院与当地政府联合组建的一个新的直属科研机构，宁波、浙江省的自主创新能力有了长足的进步，对宁波、浙江等地新材料产业的发展起到了很大的推动作用，成为浙江省人才、技术和创新高地。

中科院宁波材料所、浙江糖能科技有限公司等科研单位在生物基材料方面已取得多项重要突破，其中包括 5-羟甲基糠醛和呋喃二甲酸乙二醇酯等。下一步，该研究团队将在三亚进行新一轮的研究和推广。

中科院理化所成立于 1999 年 6 月，由中科院感光化学研究所、低温技术实验中心和北京人工晶体研究发展中心、化学研究所等单位合并而成。

中科院新疆理化所已研制出生物质基碳纤维，在新疆自然资源的基础上，利用废旧棉短绒，研制出绿色、廉价的碳纤维新技术。2021 年 7 月该研究所在可降解型包装纸领域取得了新的进展，其中，吴敏课题组在功能高分子材料研究中心的研究中提出一种新型的提高纸表面疏水性的新途径，该技术是通过调整纤维的形态和性能，从而改变纸张的疏水性、防水性，拓展其应用领域。

中科院天津工生所是中国科学院与天津市人民政府联合组建的研究机构，致力于促进工业领域生态发展。该研究所以"以可再生碳资源替代化石资源、以清洁生物加工方式替代传统化学加工方式、以现代生物技术提升产业水平"为研究方向，以"工业蛋白质科学与生物催化工程、合成生物学与微生物制造工程、生物系统与生物工艺工程"为主要研究领域，根据新生物学原理，发展工业蛋白质科学、工业系统生物学、工业合成生物学和工业发酵科学。

蚌埠发酵技术国家工程研究中心是由国家发改委批准，经国家多部委认可，由中科院等离子所、丰原集团、江南大学、天津大学联合成立的研究中心。该研究中心的发酵技术较为成熟，工作内容包括：环保处理、菌种、分离提取、发酵等领域的技术研究，并参与了自絮凝酵母清液生产乙醇、生物基化学品生物炼制、秸秆生物法制乙醇等多项省级重点攻关项目和国家"863"计划项目。省科技攻关项目"以玉米芯为原料生产 L-乳酸产业化技术"建成 1000 吨/年产业化示范线，并通过了科技厅组织的专家鉴定。该项目大大提升了生物基材料产业规模，安徽省蚌埠市生物基新材料产业规模高达 1000 多亿元。该中心是国家科技发展计划的重点内容，以"创新、产业化"为导向，研究科学与经济的结合，推动科技成果转化为生产力，促进科技产业化；同时，为适应大规模生产的需要，推动集成和配套工程技术成果辐射、转移和扩散，促进新兴工业和传统工业的转型升级，推动科技体系变革，培养优秀的工程技术人才，建立一流的工程实验环境，建立科研、技术创新和产业化基地。

生物基材料工业是国家科技创新中的一个重要领域。为加快生物基材料行业的发展，国家出台了一系列政策进行支持和引导，其中，科学技术部推出了"生物基材料科技专项"和"现代生物制造科技专项"等专项规划；同时，在科技支撑计划和"863"计划中加大对生物基项目的扶持力度，提升生物基材料产业的创新水平。除此之外，在《中国制造 2025》中，纳米和生物基都是新材料的前沿研究方向。

2.2.2　国内生物基材料发展前景

2020 年 9 月，中国明确提出 2030 年"碳达峰"与 2060 年"碳中和"目标。实现"双碳"目标有利于践行绿色环保理念，有利于促进经济高质量发展。推动相关产业优化升级，实现全产业链发展，尤其是在工业制造领域，初级制造业向绿色低碳型制造业的转型升级具有重要意义，有利于加大对相关产业的投资力度，为我国绿色低碳型制造业的发展注入源源不断的动力。

在生物基材料的上游产业中，2019 年国内乳酸及其盐和酯产量约为 12.29 万吨，相比于 2018 年增速有所放缓。中国可降解生物环保材料产量 2021 年达到了 40.1 万吨，随着下游市场规模的不断扩大，预计中国可降解材料行业的需求量将保持 10% 以上的年增长率，供需缺口巨大。虽然国内研究丙烯醛法的有关机构起步较晚，研究进展尚处于小试、中试阶段，规模化和工业化水平不高，但是由于 1，3-丙二醇具有广阔的市场前景，国内众多研发机构纷纷投入 1，3-丙二醇项目的研发中。

在生物基材料中游产业中，我国的聚乳酸（PLA）产业还处在初级阶段，河北华丹公司和安徽丰原集团的年产能均高达 5 万吨，属于国内聚乳酸（PLA）行业的龙头企业。聚羟基烷酸酯产能显著增长，其中深圳市意可曼生物科技有限公司聚羟基烷酸酯产能高达 0.5 万吨。从产能分布情况来看，目前国内企业以生产聚丁二酸丁二醇酯（PBS）为主，且总的产能位居世界前列。2016 年，我国 PBS 和 PBAT 聚合物总产能就已经突破 10 万吨，我国 PBS 的全球市场占有率也不断增长。

在生物基材料下游产业中，我国生物基材料产业不断发展，技术水平日益提升，产品种类丰富、质量上乘，经济效益好，生物基材料产业市场规模不断扩大。生物基塑料起步较晚，在塑料行业中占比微弱。随着生物基材料研发技术的不断提升，生物基塑料的产能在逐年增长，其中可降解生物环保塑料产能约 71 万吨，产量约为 52 万吨，但在我国的塑料制品中仅占约 1%。2020 年，中国的纺织纤维总产能达到 5800 万吨，占世界纺织纤维总产能的 50% 以上。随着资源的日益减少，人们的环保意识不断增强，从传统纤维转向生物基纤维是大势所趋。

以安徽省蚌埠市为例，目前蚌埠市拥有规模以上生物基材料企业 24 家，包括丰原集团、中粮生化、雪郎科技、中粮格拉特、天润、绿朋实业等大型企业。当前蚌埠市生物基材料产业上下游企业超过 50 家，2020 年蚌埠市生物基材料产业产值已经突破 500 亿元，预计 2025 年蚌埠市生物基材料产业产值将突破 1000 亿元，其中聚乳酸产量将突破 180 万吨，替代石油基的生产与使用有利于减少原油产量，原油产量将减少 540 万吨，相当于 774 万吨标煤，有利于减少空气中的二氧化碳排放量，减排 2090 万吨二氧化碳。以玉米和农作物秸秆为原材料生产的聚乳酸产品，能够替代石油基塑料产品，践行环保理念，对实现经济和社会的全面绿色转型具有积极意义。安徽省蚌埠市积极发展生物基及其他新材料，努力建设世界生物基新材料之都。2022 年，安徽自贸试验区蚌埠片区以"实施工业经济三年倍增计划，打造千亿级硅基和生物基产业"作为发展目标，并以硅基材料安徽省实验室和生物基可降解材料安徽省技术创新中心为创新平台，打造科技创新高地，力争形成 2～3 项国家级、省级制度创新事项。

2.3　国内外"禁塑令"政策

2.3.1　国外"禁塑令"政策

目前，世界范围内大量使用石油基化纤和塑料制品，但由于其在自然环境中不易降解，对环境造成了极大的污染。为了遏制塑料垃圾蔓延，欧洲、亚洲等地区开始施行"禁塑令"。

"限塑令"最早由欧洲发起，2019 年欧洲通过了《一次性塑料指令》，并在年底发布了新的欧盟委员会的《欧洲绿色协议》，这对生物基塑料的使用产生了强劲的动力。2020 年"限塑令"逐渐向全世界展开，这为生物基塑料的发展提供了新的机遇。

据估计，到 2050 年，世界上的塑料废弃物将达到 120 亿吨，包装产品在塑料垃圾中的占比最大，其占比高达 59％。餐具与一次性塑料袋等塑料包装具有污染大、难回收、一次性等特点。传统塑料制品的处理方式主要是焚烧和填埋，对全球生态环境造成了严重的破坏，污染了土壤、水源和空气。另外，有些污染物会经由食品链而进入人体，对人体造成极大的危害。面对日益严峻的环境污染问题与资源匮乏问题，各国纷纷推出"禁塑令"，详细见表 2-5 所列。

表 2-5　全球主要国家或地区推出禁塑令

国家或地区	时间	内容
欧盟	2015	目标为在 2019 年年底欧盟国家民众每年每人消耗不超过 90 个塑料袋，2025 年欧盟国家民众每年每人消耗不超过 40 个塑料袋
欧盟	2018	自 2021 年起，全面禁止成员国使用吸管、餐具和棉花棒等 10 种一次性塑料制品，这些用品将由纸、秸秆或可重复使用的硬塑料替代；到 2025 年，要求成员国的一次性塑料瓶回收率达到 90％
法国	2020	2020 年 1 月 1 日起，禁止销售部分一次性塑料制品，包括一次性棉花棒、一次性杯子和盘子等塑料制品，学校食堂也禁止使用塑料瓶装纯净水
德国	2016	与有关企业达成协议，对一次性塑料袋进行征税。商店不再无偿提供塑料袋，顾客需要支付一定费用才可以使用塑料袋
丹麦	1993	对塑料袋生产商征税，同时还允许零售商对塑料袋收费
意大利	2011	除了生物可降解或可分解的塑料袋，其他塑料袋均禁止使用
韩国	2010	超市不得免费提供一次性塑料袋，积极推动用环保容器替代一次性塑料袋
韩国	2018	禁止咖啡店使用一次性塑料杯，超市和烘焙店禁用一次性塑料袋
泰国	2019	2020 年 1 月 1 日起，75 个品牌的百货商店、超市和便利店不再向顾客提供一次性塑料袋，争取在 2021 年实现全国禁塑
美国纽约	2020	2020 年 3 月 1 日起，超市、零售店将不得再免费向顾客提供一次性购物塑料袋
加拿大温哥华	2019	自 2020 年 4 月起禁用塑料吸管，2021 年 1 月 1 日起禁用塑料袋
中国	2008	全国范围内禁止生产、销售、使用厚度小于 0.025 毫米的塑料袋，所有超市、商场、集贸市场等场所一律不得免费提供塑料购物袋
中国	2015	2015 年 1 月 1 日，吉林省"禁塑令"正式生效
中国	2019	海南省"禁塑令"发布，规定到 2020 年年底，全省全面禁止生产、销售和使用一次性不可降解塑料袋、塑料餐具。2025 年年底前，全省全面禁止生产、销售和使用列入《海南省禁止生产销售使用一次性不可降解塑料制品名录（第一批）》的塑料制品

资料来源：中国能源网

近年来世界多国加速推进"禁塑令"、塑料回收再利用的有关政策。据国际能源署统计，在过去的5年里，超过60个国家对一次性塑料征税或采取禁用措施，在中国、美国、欧盟等地，"限塑令"也改为"禁塑令"。以欧盟为例，欧洲议会在2019年以绝对多数的投票结果通过了限塑议案，新法规规定，从2021年起，欧盟各国将彻底禁止使用一次性塑胶产品，如吸管、餐具等。

2020年7月，欧盟委员会通过了一条新税令，即对塑料包装物征税新税。该项税种将从2021年1月1日起正式生效，纳税额根据废弃塑料的重量确定，该项税种的税率为0.80欧元/千克，"禁塑令"的作用又一次得到了增强。

2.3.2 国内"禁塑令"政策

农业、快递、零售、外卖等行业具有巨大的潜在需求，其中可降解塑料的需求量高达270万吨。按照《关于进一步加强塑料污染治理的意见》，我国将对4类塑料产品进行规范，如快递塑料、一次性塑料餐具、塑料购物袋、酒店一次性塑料产品等。此外，超薄农膜和超薄塑料袋的生产与销售也有一定的局限性。根据政策的指导与塑料消费领域的预测数据，预计2025年塑料购物袋、快递包装、一次性餐具、农业地膜等领域的可降解塑料需求量分别为49万吨、68万吨、106万吨、47万吨，总计270万吨。以目前可降解塑料平均每吨20000元的价格来估算，其市场规模约为540亿元。

由此可见，禁塑已经成为未来解决塑料污染问题的重要途径之一，给"绿色、环保、可再生、易降解"的生物基材料带来了巨大的发展机遇，使其迎来发展的黄金时期。

2020年1月16日，国家发展改革委和生态环境部门联合印发了《关于进一步加强塑料污染治理的意见》，提出到2025年，完善我国塑料制品生产、流通、消费与回收利用等方面的监管体系，逐渐减少不可生物降解塑料的使用。从2020年2月份起，浙江、海南、云南、广东、广西等地积极响应国家的要求，加强对塑料污染的控制，详细见表2-6所列。

表2-6   我国部分省份"禁塑令"跟进情况

省份	颁布时间	禁塑政策
吉林省	2014	《吉林省禁止生产销售和提供一次性不可降解塑料袋、塑料餐具规定》
河南省	2018	《关于治理白色污染推广使用一次性可降解塑料制品的实施意见（试行）》
海南省	2020	《海南经济特区禁止一次性不可降解塑料制品规定》
广西壮族自治区	2020	《广西壮族自治区进一步加强塑料污染治理工作实施方案（修订征求意见稿）》
青海省	2020	《关于进一步加强塑料污染治理的实施办法》
内蒙古自治区	2020	《内蒙古自治区关于加强塑料污染治理工作实施方案》
云南省	2020	《云南省进一步加强塑料污染治理实施方案（征求意见稿）》
广东省	2020	《关于进一步加强塑料污染治理的实施意见》
山东省	2020	《山东省进一步加强塑料污染治理实施方案》
河南省	2020	《加快白色污染治理　促进美丽河南建设行动方案》
江西省	2020	《江西省加强塑料污染治理的实施方案》

省份	颁布时间	禁塑政策
浙江省	2020	《进一步加强塑料污染治理的实施办法（征求意见稿）》
河北省	2020	《关于进一步加强塑料污染治理的实施方案》
贵州省	2020	《关于进一步加强塑料污染治理的实施方案》
甘肃省	2020	《进一步加强塑料污染治理的实施方案》
安徽省	2020	《安徽省进一步加强塑料污染治理实施方案》

资料来源：根据公开资料整理

为响应国家号召，加强塑料污染治理，经安徽省政府批准，安徽省发改委和安徽省生态环境厅共同发布了《安徽省进一步加强塑料污染治理实施方案》。到 2020 年年底，合肥市城区的书店、商场、药店、超市等场所和餐饮打包外卖服务以及各类展会活动，禁止使用不可降解塑料袋。2021 年 2 月，安徽省蚌埠市人民政府制定了《蚌埠市禁止、限制一次性不可降解塑料制品规定》，宣布蚌埠市将于 2021 年 3 月 1 日起正式实施该规定，并将在安徽省率先实施"禁塑令"。安徽省各市纷纷加快"禁塑令"的制定工作。

在《关于进一步加强塑料污染治理的意见》中，安徽省禁止使用酒店、宾馆一次性塑料制品、不可降解塑料袋、快递塑料包装、一次性塑料餐具，此外严令禁止销售超薄塑料购物袋、超薄农膜等产品。但这些产品与人们的生活生产息息相关，产品需求量大，相关替代品少，禁用难度较大。禁塑行动需要从两个方面入手：一是减少塑料制品的使用量，倡导低碳生活；二是发展可降解生物基塑料产业，研发新技术，研发可降解生物基塑料替代传统塑料，推出非塑料材质产品、可降解塑料产品、可降解纸质产品。

新"禁塑令"涉及塑料制品种类见表 2-7 所列。

表 2-7　新"禁塑令"涉及塑料制品种类

塑料制品	政策要点
不可降解塑料袋	商场、超市、药店、书店等场所以及餐饮打包外卖服务和各类展会活动禁止使用，分为 2020 年、2022 年和 2025 年三个时间节点，分别对应直辖市、省会城市、计划单列市城市建成区。全部地级以上城市建成区和沿海地区县城建成区、上述区域的集贸市场
一次性塑料餐具	到 2020 年年底，全国范围餐饮行业禁止使用不可降解一次性塑料吸管；地级以上城市建成区、景区景点的餐饮堂食服务，禁止使用不可降解一次性塑料餐具。到 2022 年年底，县城建成区、景区景点餐饮堂食服务，禁止使用不可降解一次性塑料餐具。到 2025 年年底，地级以上城市餐饮外卖领域不可降解一次性塑料餐具消耗强度下降 30%
宾馆、酒店一次性塑料用品	到 2022 年年底，全国范围星级宾馆、酒店等场所不再主动提供一次性塑料用品，可通过设置自助购买机、提供续充型洗洁剂等方式提供相关服务；到 2025 年年底，实施范围扩大至所有宾馆、酒店、民宿
快递塑料包装	到 2022 年年底，北京、上海、江苏、浙江、福建、广东等省市的邮政快递网点，先行禁止使用不可降解的塑料包装袋、一次性塑料编织袋等，降低不可降解的塑料胶带使用量。到 2025 年年底，全国范围邮政快递网点禁止使用不可降解的塑料包装袋、塑料胶带、一次性塑料编织袋等

（续表）

塑料制品	政策要点
超薄塑料购物袋、超薄农膜	禁止生产和销售厚度小于 0.025 毫米的超薄塑料购物袋、厚度小于 0.01 毫米的聚乙烯农用地膜
医疗废物造塑料	禁止以医疗废物为原料制造塑料制品
进口废塑料	全面禁止废塑料进口
一次性发泡餐具等	到 2020 年年底，禁止生产和销售一次性发泡塑料餐具、一次性塑料棉签；禁止生产含塑料微珠的日化产品
含塑料微珠日化产品	到 2022 年年底，禁止销售含塑料微珠的日化产品

资料来源：根据公开资料整理

第 3 章　生物基材料上游产业发展分析

当前，发展低碳、循环经济已经成为世界各国的共识，而生物基材料产业格外备受关注。生物基材料产业链可分为上、中、下游，上游产业链主要包括乳酸、丁二酸、己二酸、1，3-丙二醇等生物基单体材料。

3.1　乳酸发展情况分析

乳酸，也叫 2-羟基丙酸。作为最小的手性分子，它以左旋型 L-乳酸和右旋型 D-乳酸这两种立体异构体的形式存在于自然界中，而当按一定比例将 L-乳酸和 D-乳酸混合，就产生了消旋的 DL-乳酸。L-乳酸是哺乳动物的正常代谢物，人体可以代谢吸收。L-乳酸广泛应用到食品、医药等行业，D-乳酸主要应用到饲料行业。乳酸产业链如图 3-1 所示。

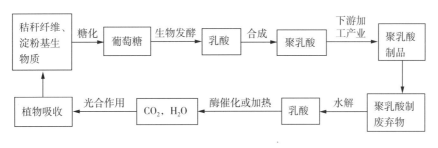

图 3-1　乳酸产业链

当前，乳酸及其盐类等衍生物已被广泛运用，其身影随处可见，不仅在食品、医药方面是重要的材料，一些农业领域（包括饲料、化工）等更是离不开它。通过缩聚反应，乳酸可以成功升级转化成为一种新材料，即聚乳酸。由于聚乳酸对环境保护十分友好，其应用前景广阔，作为一种新材料，它被广泛应用于农业领域、生活用品领域以及食品医药领域中。

3.1.1　乳酸发展现状

目前，世界上的乳酸生产商多分布于美国、中国、泰国、西欧、中南美洲和日本。其中，70%的制造商使用了微生物发酵技术。科碧恩-普拉克公司拥有众多乳酸生产基地，其主要生产基地遍布美国、泰国和西欧，并且乳酸的产量在世界范围内占据了 50%～60%，而中国的乳酸占据 30%，其他国家占据 10%左右。2019 年全球乳酸供应格局如图 3-2 所示。

目前，世界范围内的乳酸生产能力为 75 万吨，其中，荷兰的科碧恩-普拉克、美国的

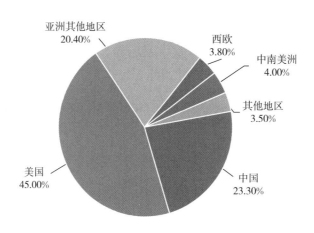

图 3-2　2019 年全球乳酸供应格局

资料来源：IHS Markit、智研咨询整理

Nature Works 和中国的金丹科技乳酸科技股份有限公司这 3 家公司产能最高，均能够超过 10 万吨/年的规模。我国目前的生产能力为 28 万吨，由于我国的传统行业在过去几年中乳酸的供应结构发生了变化，因此，近年我国的乳酸产量并未显著提高。

我国乳酸及其衍生品产业从 20 世纪 80 年代开始兴起，历经 30 余年的发展，随着市场发展的完备和乳酸产品结构的调整，一些小型工厂被淘汰，行业集中度得到了提高。到 2020 年，国内乳酸及其盐和酯产量已达 13.1 万吨，比起 2018 年，其增长速度有所放缓。随着下游应用领域、市场规模和生产前景的扩大，乳酸的需求量也随之增加，但由于我国在产能释放上的限制，2018 年、2019 年的乳酸进口量出现了明显的增长。2019 年，中国乳酸及其盐和酯进口量约为 1.63 万吨，出口量约为 4.5 万吨。2017—2019 年中国乳酸及其盐和酯产量、进出口情况见表 3-1 所列。

表 3-1　2017—2019 年中国乳酸及其盐和酯产量、进出口情况

年份	2017 年	2018 年	2019 年
乳酸及其盐和酯产量（万吨）	11.50	12.10	12.29
乳酸及其盐和酯进口量（吨）	8678	16585	16272
乳酸及其盐和酯出口量（吨）	53476	58813	44985

资料来源：中国海关、智研咨询整理

目前我国乳酸的消费产品以食品和饮料为主，乳酸是一种具有多种营养成分的重要食品添加剂，能够加速人体对钙、铁、锌、硒等元素的吸收。乳酸在食品工业中的应用，包括乳制品和饮品。随着我国人民生活水平的不断提高和健康消费理念的确立，我国乳品消费将为我国乳酸提供巨大的市场。2019 年乳酸消费结构如图 3-3 所示。

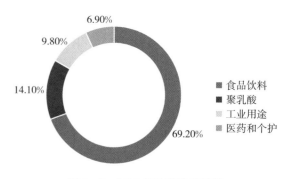

图 3-3　2019 年乳酸消费结构

资料来源：智研咨询整理

3.1.2　乳酸发展的现存问题

一是市场需求增加，产量、质量亟须提
高。随着乳酸应用越来越广泛，特别是可生物降解材料（聚乳酸）领域对乳酸的市场需求正在增加，制备高品质聚乳酸产品对单体乳酸的质量提出了更高的要求。寻求高效、低能耗、可工业化的分离工艺，提高产量和质量，降低成本是实现产业发展的方向。

二是技术水平较低，创新能力有待提高。采用单一的分离技术难以高效地分离出乳酸，将各种技术结合起来，改进纯化路线，可以更好地生产出高质量的高纯度乳酸。在此基础上，将发酵技术与多种高效集成技术相结合，能够达到连续、半连续发酵的目的，同时还能减少副产物的形成和环境污染。目前乳酸的分离技术仍然有待提高。

3.1.3　乳酸发展趋势

在乳酸的下游应用方面，2018 年，乳酸的市场份额达到了 46.40％，而聚乳酸的市场份额则达到了 37.60％。在今后的数年内，由于聚乳酸的需求量迅速增加，其在乳酸中的应用将超越食品和饮料业。2018—2023 年中国乳酸下游产业年度营业额规模见表 3 - 2 所列。

表 3 - 2　2018—2023 年中国乳酸下游产业年度营业额规模

应用领域	2018 年		2023 年		预计年均复合增长率（％）
	预计消费量（万吨）	预计占比（％）	预计消费量（万吨）	预计占比（％）	
食品饮料	24.01	46.3	28.17	41.4	3.2
聚乳酸	19.47	37.6	30.19	44.3	9.2
工业用途	5.06	9.8	5.94	8.7	3.3
医药和个护	3.26	6.3	3.83	5.6	3.3
合计	51.80	100	68.13	100	5.6

资料来源：智研咨询整理

随着塑料、包装、纺织、农用地膜、医药等新兴应用领域的需求迅速增加，预计到 2023 年年底全球乳酸需求中用来生产聚乳酸的消费量占比将增至 44.30％。

3.2　丁二酸发展情况分析

丁二酸，也叫琥珀酸，是一类重要的"C4 平台化合物"。它可以用于合成 1，4 - 丁二醇、四氢呋喃、N - 甲基吡咯烷酮、聚丁二酸丁二醇酯（PBS）、聚丁二酸己二醇酯（PHS）等。

丁二酸广泛应用于食品、医药、农业等领域。在食品领域中，它可以作为调味剂、酸味剂、缓冲剂、调味料等；在医药领域中，它可用于合成解毒剂、利尿剂、镇静剂、止血药、合成抗生素、维生素 A、维生素 B 等；在日化领域中，丁二酸可以用于脱毛剂、牙膏、清洁剂、高效去皱的化妆品；在纺织领域中，其多用于织物的上浆防缩、改善染色性能，以及改善己内酰胺的黏度和阻燃性能等。

丁二酸及其衍生物路线图如图 3-4 所示。

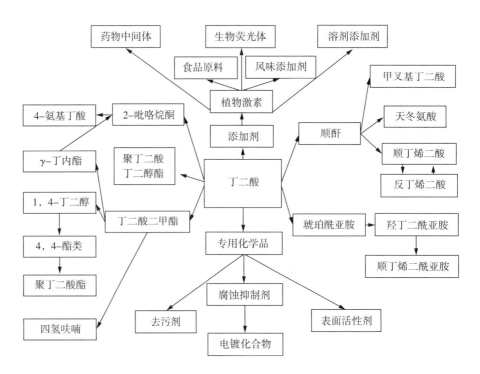

图 3-4 丁二酸及其衍生物路线图

3.2.1 丁二酸发展现状

在国际上，丁二酸市场前景广阔，其下游产品在许多工业领域都是非常重要的原材料。丁二酸及其衍生物有巨大的市场发展潜力，平均每年超过 300 吨。美国能源部 4 家实验室为实现丁二酸的高效利用，投入 700 万美元，联合研发如何使用发酵法生产丁二酸。其采用生物发酵技术，筛选出优质的菌种，选用便宜的原材料，并进行适当的工艺优化，以达到可再生的目的，从而生产出更有优势的丁二酸产品。此外，发酵法丁二酸的生产，也为农用糖类产品开辟了一个重要的市场。

20 世纪 60 年代末期，我国开始进行丁二酸的生产工艺研究。虽然起步比其他国家晚，但我国丁二酸的生产发展速度很快。2013 年丁二酸的产量已占全球总产能的 40%，2020 年全球可降解塑料的需求量约为 300 万吨，按每吨 PBS 需要 0.6 吨的丁二酸的标准加以计算，我国丁二酸的年需求量达 180 万吨，再加上下游市场的持续开拓，每年的需求还会维持在 10% 以上，因此，市场缺口很大，市场前景广阔。

目前，我国丁二酸的主要生产企业有十多家，以安庆和兴化工有限责任公司、河北省保定味群食品科技股份公司、陕西宝鸡宝玉化工有限公司等为主要代表，这些公司的产品主要涉及食品、医药、农业等领域。

国内丁二酸主要生产企业及生产能力见表 3 - 3 所列。

表 3 - 3　国内丁二酸主要生产企业及生产能力

生产商	产能/（吨/年）	工艺路线
安庆和兴化工有限责任公司	10000	电化学还原
安徽三信化工有限公司	5000	电化学还原
河北省保定味群食品科技股份公司	4000	电化学还原
陕西宝鸡宝玉化工有限公司	2500	釜式加氢
上海申人精细化工有限公司	2000	电化学还原
常州曙光化工厂	2000	电化学还原
安徽大宇化工厂	1000	电化学还原
建德市大洋化工有限公司	2000	电化学还原
江苏昆山味群食品工业有限公司	1000	电化学还原
江苏仙桥涂料有限公司	1000	电化学还原
山东振兴化工有限公司	1000	电化学还原
山东潍坊三希化工有限公司	900	电化学还原
浙江黄岩先灵化工厂	500	电化学还原
陕西惠丰化工工业有限责任公司	500	釜式加氢
江苏华阳化工材料有限公司	500	电化学还原

资料来源：中经视野研究院整理

3.2.2　丁二酸发展的现存问题

一是生产技术受限，成本费用居高不下。目前我国丁二酸的生产仍以电化学方法为主，技术上比较成熟，但产量有限，在市场上没有竞争力。尽管催化加氢工艺已实现了工业化，但其工艺条件苛刻、催化剂价格高昂、成本高昂。生物发酵法技术绿色环保，但该技术尚不成熟，低成本技术有待突破。因此，生产技术在一定程度上限制了丁二酸产业的发展。

二是生产现状不佳，产能不足、环境污染大。目前，就我国丁二酸生产企业的生产规模和生产能力而言，都还有很大的进步空间，单条生产线的产量只有 1000 多吨，大部分是以石油为原料，消耗高，污染大；就行业性质来看，还不能跻身于高端行业，这样的生产状况极大地制约了丁二酸的应用与推广。

3.2.3　丁二酸发展趋势

一是微生物发酵工艺取代传统的化学方法生产丁二酸是未来的主要发展趋势。微生物发酵法是一种价格低廉的生物发酵工艺，这种方法在制作过程中，利用可再生资源来代替非再生能源，降低了化学合成工艺对环境的影响。由于石油化工方法生产丁二酸的产能有限，加之 PBS 工业化技术的发展，国内外对生物可降解塑料的需求日益扩大，丁二酸的新用途也在不断发展，因此，生物质发酵生产丁二酸的应用将有很大的发展空间和广阔的市场。

二是丁二酸工业中，大型发酵制品、淀粉、糖类生产企业将是主要的生产力量。这些公司拥有先进的微生物技术，在可再生资源上有很大的优势，而且大部分生产淀粉产品的公司，都有与之相匹配的热电厂，在能源方面，他们占据了绝对的上风，因此在行业发展上也有着更大的优势。

3.3 己二酸发展情况分析

己二酸，又称肥酸，是一种重要的有机二元酸，结构式为 $HOOC(CH_2)_4COOH$。己二酸具有的官能团是羧基，因此会具有羧基的性质，如成盐反应、酯化反应、酰胺化反应等。同时，作为二元羧酸，它还能与二元胺或二元醇缩聚成高分子聚合物等。

己二酸是工业上具有重要意义的长链二元羧酸，在工业生产、工业制造上都发挥着不可替代的作用。截至 2021 年年底，在全球范围内，己二酸的产量高达 490 万吨/年，在所有二元羧酸中位居第一。己二酸主要用作尼龙 66 和工程塑料（如热塑性生物降解塑料 PBAT 等）的原料，也用于生产各种酯类产品，还用作聚氨基甲酸酯弹性体的原料、各种食品和饮料的酸化剂，相比于柠檬酸和酒石酸，己二酸所发挥的作用有时候更加明显。在医药和合成工业上，己二酸也是重要的原料之一，如酵母提纯、黏合剂、合成染料等。2021 年中国己二酸行业细分应用领域占比如图 3-5 所示。

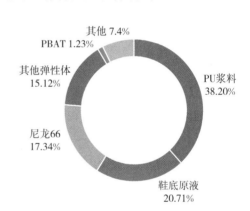

图 3-5 2021 年中国己二酸行业
细分应用领域占比
资料来源：华经产业研究院

3.3.1 己二酸发展现状

己二酸是脂肪族二元酸，天然存在于酸败的甜菜中。1902 年由 1，4-二溴丁烷首次人工合成己二酸。美国杜邦公司于 1937 年从煤焦油中提取苯酚，将其作为己二酸的原料，开始了工业化生产，但由于生产出来的己二酸产量并不高，并且生产成本过高，限制了其工业化的生产发展。随着石化工业的发展，环己烷氧化制环己醇、环己酮等工艺相继问世，己二酸的原料进入了以石化为主的新阶段。由于采用石油生产，己二酸的生产有了长足的发展。2021 年年末，全球己二酸的产能约达到每年 490 万吨，己二酸已成为二元酸中产量最大的产品。

目前，工业上生产己二酸的方法有很多种，早期己二酸的生产方法主要是苯酚法、KA

油法、环己醇法等，但是这些早期传统的生产办法都不可避免地带来了较为严重的环境污染问题。己二酸新一代的生产技术，既有环己烯氧化合成技术、丁二烯合成技术等化学合成方法，也有生物氧化法。生物氧化法采用的原材料主要是生物资源，不需要高温、高压等特殊的工艺条件，其工艺和产品不会对环境产生任何污染，是一种环保技术。然而，由于该技术还处在研发阶段，生产工艺还不够成熟，工艺控制也需要不断改进，所得的产品纯度偏低，所以还不能大规模应用。

目前全球己二酸生产厂家较多，具有一定规模的生产厂家统计有 21 家。国内外主要的己二酸生产商有美国的英威达（INVISTA）和原首诺（APM）、法国的罗地亚（RHODIA）、意大利的兰蒂奇（RADICI）、英国的帝国化学（ICI）、日本的旭化成、德国的巴斯夫（BASF）等，我国传统的己二酸生产厂家主要有重庆华峰化工、山东海力公司、河南神马集团、华鲁恒升公司、鲁西化工公司、唐山开森中浩等。2021 年全球己二酸行业市场竞争格局（按产能占比）如图 3-6 所示。

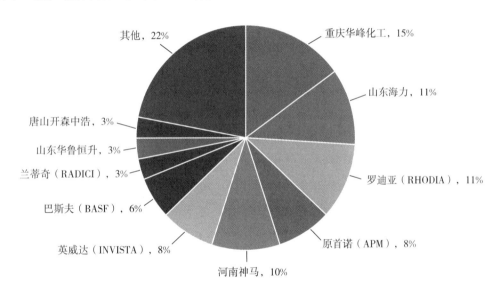

图 3-6　2021 年全球己二酸行业市场竞争格局（按产能占比）
数据来源：天天化工网 chem366.com

截至 2021 年年底，全球己二酸总产能约为 490.8 万吨，其中亚洲地区的总生产能力约为 304 万吨/年，占全球总生产能力的 62%。亚洲地区逐步成为全球己二酸主要供应地区，主要集中在中国、日本及韩国，其中近年来中国的己二酸生产产能持续提高，目前中国已经成为世界上拥有己二酸产能最大的国家，2021 年年底中国大陆的己二酸产能为 279.6 万吨/年，己二酸产量为 189 万吨，产能转化率约为 67.60%。其中，中国己二酸生产产能最大的生产厂家为重庆华峰化工，其产能占比高达 15%。2017—2021 年中国己二酸产量统计如图 3-7 所示。

从国内的市场竞争格局（按产能）来看，国内己二酸产能较为集中，前五大己二酸厂家总产能占全国总产能的 71%，行业头部集中效应较为明显。2021 年中国己二酸行业市场竞争格局（按产能占比）如图 3-8 所示。

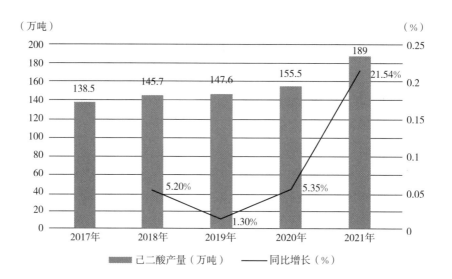

图 3-7　2017—2021 年中国己二酸产量统计

资料来源：公开资料整理

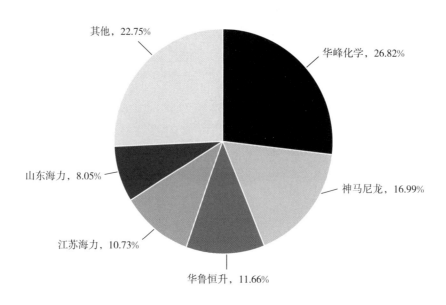

图 3-8　2021 年中国己二酸行业市场竞争格局（按产能占比）

数据来源：华经产业研究院

在 2009 年之前，由于我国对己二酸的需求旺盛，加上国内己二酸生产产能较小，无法满足市场需求，因此己二酸主要靠进口。但自 2009 年起，商务部宣布对原产于美国、韩国和欧盟的进口己二酸征收反倾销税及进口环节增值税，并在 2010 年出台了反倾销措施，使得我国己二酸的供求关系出现了明显的变化。2010—2020 年，国内对己二酸的需求持续增加，随着新厂的投产，国内的自给能力也在持续增强，而国内己二酸的出口量在持续攀升，进口量在持续减少，到了 2012 年，已经逐渐摆脱了依靠进口来弥补国内的需求缺口的局面，逐渐成为一个出口比进口更多的大国。

根据海关总署 2021 年的数据统计，从进出口现状来看，我国己二酸更多倾向于对外出口，进口量已经小于出口量，并且近年来己二酸的产品价格不断上升，市场行情向好，出口金额也持续上涨。据统计，2021 年我国己二酸出口数量为 39.81 万吨，出口金额为 6.00 亿美元。从出口目的地分布情况来看，亚洲和欧洲地区出口占达 97.7%。其中前六名分别是土耳其（占 14.0%）、新加坡（占 12.9%）、荷兰（占 11.3%）、中国台湾地区（占 10.1%）、韩国（占 10%）、印度（占 9%）。2015—2021 年中国己二酸出口数量及金额情况如图 3-9 所示。2021 年中国己二酸出口目的地分布情况如图 3-10 所示。

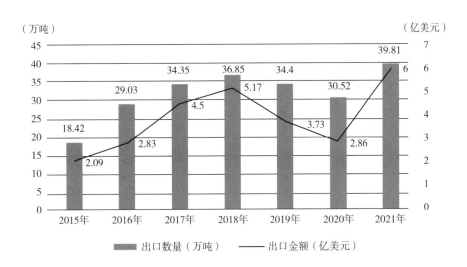

图 3-9　2015—2021 年中国己二酸出口数量及金额情况

资料来源：华经产业研究院

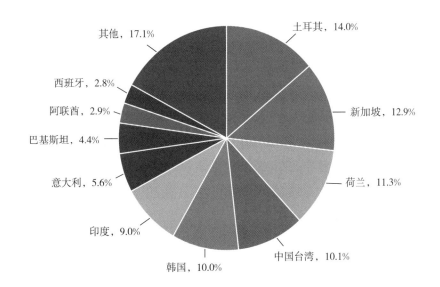

图 3-10　2021 年中国己二酸出口目的地分布情况

资料来源：海关总署，华经产业研究院整理

3.3.2 己二酸发展的现存问题

一是国内己二酸产业存在产能过剩风险。随着生产技术的提高，我国己二酸的产能也大幅度提高，过高的产能所带来的市场竞争也更加激烈，薄利多销成为盈利常态。在这样的竞争环境下，很多己二酸生产企业试图通过不断提高己二酸产能，扩大生产规模，提高经济效益，从而降低单位生产成本，以提升产品利润率，而这样的过程又会加剧国内己二酸产能过剩的恶性循环。

二是己二酸产品质量有待进一步提高。己二酸产业的下游行业对己二酸质量的要求日益提升，部分 TPU 高端客户、国外客户执行标准已经远超国标。己二酸产品对于高端先进的制造要求不断提升，原始设计工艺参数已经不适应当下的产品进化需求，国内己二酸生产厂家迫切需要对己二酸的制作工艺进行负荷提升、质量提升。

三是己二酸在生产过程中对环境污染较大。目前，我国己二酸的生产工艺种类繁多，但与经济环境的绿色发展要求不够契合，还是存在着一定程度上的污染排放，这与可持续发展理念背道而驰。当前，国内外的科研单位和企业都在加速开发绿色环保的工艺，如过氧化氢氧化法、生物氧化法等，这些技术发展壁垒还在持续突破，还有较大的提升空间，并且在实际应用中，这些技术也存在缺陷与不足，难以迅速推广和应用，需要相关学者和技术人员不断地改进技术，从而推动己二酸的和生产发展。

3.3.3 己二酸产业的发展趋势

一是己二酸产业规模不断增加，但国内需求有限，出口将成为增长点。随着"限塑令"的颁布，国内热塑性生物降解塑料（PBAT）的需求也迎来新高，建设项目日益增加，并且我国的尼龙 66 产量也迅速增加，这对己二酸来说，将迎来新的一轮需求增长。与此同时，中国己二酸新产能也在持续释放，中国逐渐成为全球重要的己二酸生产基地。目前我国己二酸生产企业有多家，产量较高的有重庆华峰、山东海力等，2020 年我国己二酸产量达到 155.5 万吨，而同期国内己二酸的消费量为 125.9 万吨，国内己二酸产量比消费量多出近 30 万吨；2021 年我国己二酸产量更是达到了 189 万吨，而同期国内己二酸的消费量为 152 万吨，产量比消费量多出近 40 万吨。从目前己二酸国内产量与消费量情况来看，我国的己二酸产能明显超过了需求量，并且随着国内己二酸产能的不断增大，国内己二酸的产量与消费量之间的差距可能会进一步加大，因此国内己二酸行业还需要不断增加出口量，以进一步消化掉过剩产能。资料显示，我国在 2021 年全年的己二酸出口量已经高达 39.81 万吨，出口金额高达 6 亿美元，成为全球己二酸的重要出口国之一。2017—2021 年中国己二酸产量和消费量统计情况如图 3-11 所示。

二是己二酸生产技术不断更新，未来生产研发更注重绿色健康、环境友好。目前，己二酸的生产主要依赖于传统的化学法，传统的己二酸生产技术，如苯酚法、KA 油法、环己醇法等，缺点非常明显，能耗高、投资大、生产过程复杂，导致己二酸产率较低，而且会产生大量废气、废水，对生态环境的破坏非常严重。因此，基于细胞工厂的生物合成法受到越来

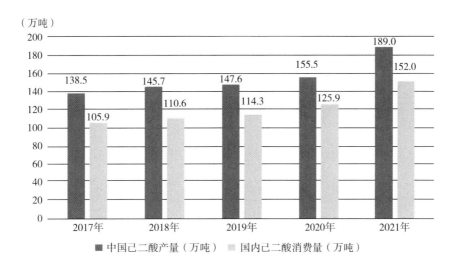

图 3 - 11　2017—2021 年中国己二酸产量和消费量统计情况

资料来源：华经产业研究院整理

越多的关注，即利用可再生生物质原料高效、持续地合成己二酸。近年来，关于己二酸的生物合成主要集中在两个方面：（1）间接发酵法：将可再生生物质原料首先转化为合成己二酸的前体物质，随后经化学法生成己二酸。（2）直接合成法：乙酰 CoA 和琥珀酰 CoA 在多种生物酶的作用下转化为己二酸。生物合成法所使用的原料均以生物资源为主，对于生产环境没有特别严苛的要求，在生产过程中，其加工处理的工序和所生成的产物都对环境比较友好，不会带来污染负担；同时，生物合成法可以利用廉价原料合成己二酸，为实现低成本和可持续的工业化生产开辟了新的道路。

目前，国内己二酸的产量有了较大的提高，生产技术不断改进，产业结构也在不断调整。随着有关方面的研究，能够对市场上己二酸的具体需求准确掌握，更加科学地预测行业发展前景和发展契机，有助于我国己二酸行业迈向绿色、高效、可持续的发展道路。

3.4　1，3 丙二醇发展情况分析

1，3-丙二醇（PDO）是一种无色无味的液体，可溶于水、醇和醚，是一种可燃、低毒性物质，通常用作有机合成的原料和中间体。最主要的用途是作为单体与对苯二甲酸合成新型聚酯材料——聚对苯二甲酸丙二醇酯（PTT），相对于乙二醇，用 1，3-丙二醇（PDO）作为单体合成的聚对苯二甲酸丙二醇（PET），具有更加优良的特性。例如，若在全色范围内不加入任何化学物质，则具有较好的连续染色性能，具有抗紫外线、耐臭氧、耐氮氧、耐内应力、低吸水性、低静电、可生物降解、可回收等优点。1，3-丙二醇产品上下游相关产品如图 3-12 所示。

1，3-丙二醇（PDO）的用途较广泛，可以配制成各种工业产品，如胶黏剂、脂肪族聚酯、共聚聚酯等，也可用作溶剂、防冻剂、增塑剂、乳化剂、防腐剂或保护剂等。

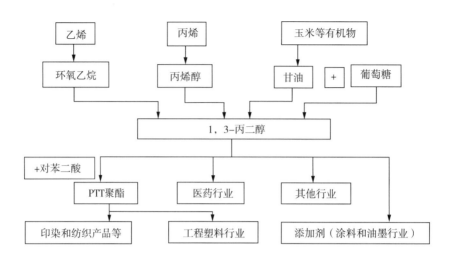

图 3-12 1，3-丙二醇产品上下游相关产品

3.4.1 1，3-丙二醇发展现状

目前，1，3-丙二醇主要由德国德固赛公司、美国壳牌公司以及美国杜邦公司所垄断。这三家公司的技术路线都不一样。德固赛公司是以丙烯醛为原料，而壳牌则是以环氧乙烷为原料，两者都是走"石化路线"。杜邦公司在使用其自身的创新技术，以生物工程法为主。

1996 年，国内的科研机构开始重视 1，3-丙二醇的技术开发。1997 年，我国开始和杜邦等国外公司进行协商谈判，主要是想进行 1，3-丙二醇的相关公司技术转让，但谈判并未成功。1998 年，我国已经可以开始从国外购买 1，3-丙二醇，但购买价格十分昂贵，这让我国更加意识到技术开发的重要性，而国内的一些大型石油公司发现了该行业的广阔前景，也开始对 PTT 项目感兴趣，这也推动了国内一些科研机构创新能力的提升，开始对 1，3-丙二醇加强研究。

目前，我国从事丙烯醛工艺开发的企业有上海石化、兰州石化、黑龙江石化研究院、华东理工大学，从事环氧乙烷工艺开发的企业有北京化工研究院、中科院兰州化学研究所等，从事微生物发酵工艺研究的主要机构有清华大学、华东理工大学、大连理工大学、山东大学、江南大学、东南大学、沈阳农业大学、安徽科苑公司。然而，我国大部分的科研机构仍处于小试、中试阶段，尚未实现产业化。

鉴于 1，3-丙二醇的市场前景，国内很多公司都在大力发展与 1，3-丙二醇相关的产品项目，其中以上海石化股份有限公司、黑龙江辰能生物工程有限公司、河南天冠企业集团有限公司等为代表。这些公司不仅与国内高校研发平台合作，积极展开发酵工艺研究，更加注重技术上的创新。例如天冠就联合了清华大学，共同合作开发发酵法生产 1，3-丙二醇技术，在 500 吨/年工业性实验中取得了良好的成果，为工业化生产提供了一条经济、切实可行的技术路线。辰能生物也紧随其后，与清华大学展开合作，于 2009 年投资 6742 万元，完成了国内首套发酵法生产 1，3-丙二醇国家高技术产业化示范装置的建设，其中 100 吨单体发酵罐是 1，3-丙二醇行业内单体设备的最大规模。2011 年，中石化上海工程公司与抚顺石油化工研究院共同合作，联合承担的中国石化科技开发项目——年处理甘油 200 吨发酵生产 1，3 -丙二醇中试技术，取得具有自主知识产权的高产菌株，确定了包括发酵、代谢调控、分离提取及产品精制在内的完整工艺。同时，大连理工大学也进行了年产千吨级 1，3 -丙二醇工业示范化项目的调试。生物柴油副产甘油制取 1，3 -丙二醇技术由于菌种优良，发酵效率高，产品收获率高，能源消耗小，是目前世界上最经济、最可行的生产工艺。

3.4.2　1，3 -丙二醇产业发展的现存问题

一是生产技术进展困难。（1）丙烯醛水合氢化制备 1，3 -丙二醇工艺申请专利最多的是德国德固赛公司，其生产步骤是：丙烯醛水合制 3 -羟基丙醛；3 -羟基丙醛催化加氢制得 1，3 -丙二醇。这种生产工艺的运用由来已久，具有成本低廉、原材料普遍易得的特点。但是，由于使用的催化剂种类比较单一，制作过程较为繁杂，产品质量低，环境污染严重，且丙烯醛不便储存，稍有不慎，很可能发生燃烧、爆炸等事故，难以运输，安全隐患不容忽视。此工艺的难点是选择合适的催化剂，目前国内尚属中试，技术上尚需进一步改进。（2）环氧乙烷羰基化法由美国壳牌公司创造，这种方法具有生产成本低、高技术、高质量等特点，但在生产初期，需要大量的投资费用。该工艺使用的程序体系复杂，且技术要求十分严苛，因而成本消耗也居高不下，尤其是投资成本和操作成本占据大部分的成本消耗。如果能够提升加工过程中的技术提炼水平，可进一步降低这种方法的成本。其中，催化剂的选用是关键，而我国对此技术的研究还不够成熟，制约发展的主要原因有两方面：一方面是投入资金需求过大，难以持续保持稳定可靠的资金供应；另一方面是技术创新壁垒尚在进一步突破中，还不够完善与成熟。（3）生物工程法是由美国杜邦公司最早开发，主要通过菌种以甘油为底物发酵生产 1，3 -丙二醇。在国内外，这种技术尚在进一步优化研发中。菌种的选择和培养是关键，当前研究较多的菌种是克雷伯氏菌、丁酸梭状芽孢杆菌、弗氏柠檬菌三种菌，它们具有较高的 1，3 -丙二醇转化率及生产强度。国外有些研究机构通过采用基因技术，对所选菌种进行 DNA 重组，来提高 1，3 -丙二醇的产量。由于目前世界上采用转基因工程菌发酵法生产 1，3 -丙二醇的只有杜邦一家，因此杜邦通过专利申请将相关的技术和工艺进行了严密的保护，形成了高度的技术垄断。

二是存在严重的行业垄断现象，导致其发展速度较慢。聚对苯二甲酸丙二醇酯（PTT）是一种以 1，3 -丙二醇为原料的聚酯制品，由于其性能优良，应用范围广，因此市场前景不可小觑。国内华美生物工程有限公司和盛虹控股集团有限公司使用华东理工大学和清华大学的 10kt/a 设备，形成了相关的产业链，但由于是两个封闭的产业链，因而聚对苯二甲酸丙二醇酯（PTT）产业的发展速度很慢，而其他公司则是在美国杜邦的工厂代工。此外，丙二醇的原料甘油价格较高，使得 1，3 -丙二醇、聚对苯二甲酸丙二醇酯的生产成本较高，降低了企业投资的积极性。

3.4.3　1，3 -丙二醇产业的发展趋势

一是用途广泛，市场前景广阔。1，3 -丙二醇可用于生产热塑性聚氨酯和用作 PVC 的

高分子型增塑剂。作为二元醇，它还能代替 1，4-丁二醇和新戊二醇作为中间体，使其用于聚氨酯的生产具有很大潜力，如用于聚酯多元醇的生产和作为链增长剂。1，3-丙二醇可与对苯二甲酸、己二酸、癸二酸发生缩聚反应，制成相应的聚酯薄膜。这种聚酯薄膜具有可生物降解的特性，在土壤中可在自然界的微生物作用下逐步分解成碎块，而其含有的致癌物质远远少于一般性薄膜材料。因此，低生产成本工艺制造 1，3-丙二醇必将在农用薄膜领域获得广泛应用。

二是环保性能极佳，优势明显。以 1，3-丙二醇为主要原料，一般用作液态增塑剂，或与乙烯基树脂、橡胶等进行混合，可制成具有良好聚合物性质的聚酯增塑剂，其综合性能比单体增塑剂好。它可以单独地用作溶胶的增塑剂，也可以与传统的增塑剂一起使用。利用 1，3-丙二醇研制的聚酯增塑剂在橡胶、塑料等领域有很好的增塑性，可以取代邻苯二甲酸二辛酯（DOP），成为一种新型的绿色增塑剂，尤其适合用于可降解塑料的绿色增塑剂。食品包装材料具有很大的市场前景，而采用绿色 PET 塑料作为一种新型的助剂，其市场前景更加广阔。

第 4 章　生物基材料中游产业发展分析

生物基材料中游产业包括聚乳酸（PLA）、聚羟基烷酸酯（PHA）、二元酸二元醇共聚酯（PBS、PBSA、PBAT）、聚己内酯（PCL）、聚邻苯二酰胺（PPA）、二氧化碳共聚物（PPC）、聚呋喃二甲酸乙二醇酯（PEF）以及塑木复合材料。

4.1　聚乳酸发展情况分析

聚乳酸是由乳酸经聚合而成的高分子聚合物，其物理、化学性质与普通塑料基本相同，且在一定的条件下可以完全降解。聚乳酸具有优良的力学性能和生物降解能力，同时聚乳酸相比于传统塑料，解决了能源消耗和环境污染的难题，在天然条件下，可以完全分解成 CO_2、H_2O，是一种对环境友好的高分子材料。聚乳酸的原材料来源广泛，具有较好的安全性。玉米、木薯、高粱等都可以生产成聚乳酸，而这类作物都可以大量进行人工栽培。除此之外，秸秆与稻草等作物的根、叶也可以用来生产聚乳酸，而且燃烧时不会产生氮化物、硫化物等有害物质，安全可靠。因此，合成聚乳酸既可以摆脱对石油资源的依赖，又可以实现社会的可持续发展，同时是一种节能降耗的生产工艺，与目前发展低碳经济的需求相适应。

聚乳酸产业链如图 4-1 所示。

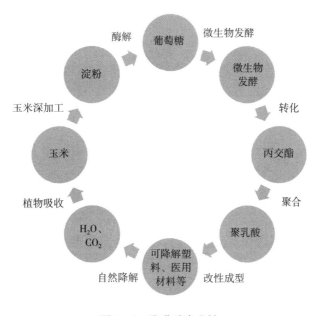

图 4-1　聚乳酸产业链

4.1.1 聚乳酸发展现状

聚乳酸工艺性能好，可在常规设备下挤出、注射、拉伸、纺丝、吹塑，并具有良好的印刷性和再加工能力。用聚乳酸制作的制品光泽度、手感、耐热性、抗菌性、阻燃性、防紫外线等性能良好，在纺织业、塑料工业、3D打印材料、包装材料、农用地膜、现代医药材料等方面得到了广泛的应用（详细见表4-1所列）。

表4-1 聚乳酸制品应用领域

应用领域		具体应用
纺织业		工业用料、服装用料
塑料工业		工业片、板管、线材、儿童用品材料
3D打印材料		—
包装材料		包装袋、饮料瓶、塑料容器、发泡制品、一次性餐具
农用地膜		—
现代医药材料	一次性医用耗材	注射器、输液器、橡胶手套、采血针/管
	医用人体修复材料	可降解手术缝合线、可降解手术骨钉、可降解血管支架、人造骨骼

目前，聚乳酸是一种具有良好应用前景的可生物降解材料，其生产规模在世界范围内持续增长，全球产能持续增长。据欧洲生物塑料协会，2019—2021年全球聚乳酸产能情况如图4-2所示。

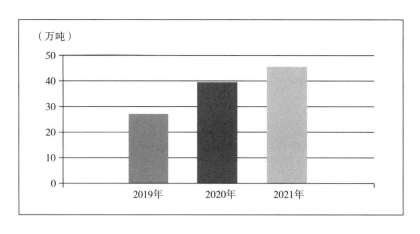

图4-2 2019—2021年全球聚乳酸产能情况

资料来源：European Bioplastics

聚乳酸产能主要集中于海外，国内厂商也在加紧布局。在世界范围内，聚乳酸（PLA）公司的数量众多，所生产的产品品种也各不相同，单家企业产量都比较低，大多数企业的产量都在5万吨以下。美国嘉吉公司NatureWorks和科比恩与道达尔的合资企业Corbion-Purac是两家规模较大的公司，年产15万吨和7.5万吨。NatureWorks是世界上最大的聚乳酸制造商，该公司是世界上仅有的产量高达15万吨级的聚乳酸企业，远远超过其他同类聚乳酸生产商的生产规模，并且在2001年建成了世界上最大的聚乳酸生产厂。

聚乳酸产业在我国仍处于起步阶段，市场分散度较高，目前，我国已经建成并投入使用的生产线数量不多，而且大部分是小型企业。河北华丹、丰原集团两家公司年生产能力均达到 5 万吨，是国内聚乳酸企业的龙头产业。浙江海正公司年产量高达 4.5 万吨，目前已掌握丙交酯（聚乳酸中间体）的关键技术，从而推动我国的聚乳酸产业化进程。吉林中粮和永乐生物等国内企业也有不同规模的聚乳酸生产线。

全球聚乳酸现有产能分布见表 4 - 2 所列。

表 4 - 2　全球聚乳酸现有产能分布

	企　业	地　区	产能（万吨）	市占率（%）	备　注
国外	Natureworks	美国	15	30.83	2013 年投产
	Corbion-Purac	荷兰	7.5	15.42	2018 年投产
	FKuR Kunststoff GmbH	德国	2	4.11	—
	Synbra Holding BV	荷兰	0.5	1.03	—
	Futerro Escanaffles	比利时	0.15	0.31	—
国内	河北华丹	河北	5	10.28	
	丰原集团	安徽	5	10.28	2020 年 9 月投产
	浙江海正	浙江	4.5	9.25	2020 年 12 月投产 3 万吨
	吉林中粮	吉林	3	6.17	—
	永乐生物	河南	2	4.11	2016 年投产
	深圳易生	深圳	1	2.05	2019 年 11 月投产 1 万吨
	上海同杰良	上海	1	2.05	—
	光华伟业	深圳	1	2.05	—
	江苏天仁	江苏	0.5	1.03	—
	江苏九鼎	江苏	0.5	1.03	—
合计			48.65	100	—

资料来源：各公司公告、环评报告

由于技术水平、产品质量、生产规模等因素的制约，我国企业的市场份额相对较低，而随着可降解塑料行业的发展，聚乳酸的生产速度将会得到极大的提高。目前，公司都在积极开拓可生物降解材料的千亿市场，已建成或计划生产规模达 160 万吨。目前，聚乳酸产能已进入高速增长阶段，浙江友诚公司拥有年产聚乳酸 50 万吨的工程，地处广西崇左县，利用广西甘蔗渣和秸秆纤维资源，形成了一条产业链长、市场前景广阔的产业链，该项目建成投产对我国聚乳酸产业的长远发展十分重要。丰原集团位于安徽省蚌埠市固镇县，是安徽省实施"六稳"重点工程之一，致力于建设"生物材料之都"与"聚乳酸产业的国际化集群"。山东同邦新材料项目已建成投产 30 万吨，一二期项目建设时间分别为 2022 年 4 月和 2023 年 10 月，一期项目建成后可年产聚乳酸 10 万吨、聚乳酸纤维 5 万吨，二期项目建成后全厂年产聚乳酸 20 万吨、聚乳酸纤维 10 万吨。山东泓达生物年产 16 万吨的聚乳酸工程分 3 期建成，建设期为 6 年。就我国目前的生产能力而言，聚乳酸的新增产能行业集中度高且竞争格局良好，预计随着国内生产厂商陆续打通关于丙交酯的产业链技术难点后，聚乳酸投产有希望进一步加快，产业的发展前景广阔。

国内聚乳酸在建产能分布见表 4-3 所列。

表 4-3　国内聚乳酸在建产能分布

企　业	地　区	产能（万吨）
浙江友诚	浙江	50
丰原集团	安徽	40
同邦新材料	山东	30
山东泓达生物	山东	16
东部湾（上海）生物	上海	8
永乐生物	河南	8
浙江海正	浙江	3
金发科技	广东	3
金丹科技	河南	1
河南龙都天仁	河南	1

资料来源：各公司公告、环评报告

目前，国内聚乳酸技术的研发，主要依赖于企业和科研院所的联合研究。上海同杰良公司运用的是由同济大学引进的一步制程技术，目前已经可以批量生产乳酸-聚乳酸；浙江海正公司的丙交酯技术来源于长春应化所，已完成了丙交酯的生产，并实现了部分自给，公司在生物技术领域的基础上，继续向下游延伸聚乳酸产业链，但因缺乏原料乳酸，故需向国内企业如金丹科技采购；金丹公司和南京大学合作，采用有机胍催化工艺，通过乳酸-丙交酯的生产链条，取得了良好的中试效果，随着技术水平的不断提升，成本将会继续下降；中粮科技的技术来自比利时格拉特，双方已经在安徽形成了一个完整的玉米-乳酸-丙交酯-聚乳酸全产业链，目前已经具备了丙交酯的生产技术，并且正在稳步推进丙交酯的生产。

表 4-4　国内部分企业产业链布局及技术来源

企　业	合作科研机构	产业链情况
上海同杰良	同济大学	采用一步法生产工艺，具备"乳酸-聚乳酸"生产能力
浙江海正	长春应化所	具备从乳酸和丙交酯两条路线合成聚乳酸的能力；缺乏乳酸生产能力，需要向国内金丹科技等企业采购；能够生产丙交酯，可实现部分自供
金丹科技	南京大学	具备乳酸生产能力；正在打通"乳酸-丙交酯"产业链，尝试生产中间体丙交酯，中试结果良好
中粮科技	比利时格拉特	已在安徽建立"玉米-乳酸-丙交酯-聚乳酸"的全产业链生产基地；已掌握丙交酯生产工艺和加工技术，丙交酯生产项目正稳步推进

资料来源：各企业公告

4.1.2　聚乳酸发展的现存问题

一是聚乳酸成本高，售价低。聚乳酸已经取得一些发展，但是，它的高成本使其无法大规模工业化，从而导致售价高性价比较低，阻碍了它的进一步发展，因此，降低成本是目前发展聚乳酸产业面临的突出问题。

二是力学加工性能、使用性能不能满足要求。聚乳酸的耐酸性、抗冲击性能较差，应用受到了限制；同时，缺乏快速高效合成聚乳酸的高效催化剂，树脂改性与工艺改进技术也尚未完善，制约了它的进一步发展，在扩大市场的路上受到了阻碍。

4.1.3　聚乳酸发展趋势

对于聚乳酸存在的一些问题，国内外研究者在聚乳酸未来发展改进上有以下观点：

一是合成工艺改进。通过改变聚合物的分子链构型，可以调节其结晶速率与结晶度，进而控制材料的加工温度、机械性能和降解性能。采用缩合共聚法合成聚乙二醇/聚乳酸共聚物，发现共聚物之间存在液-液相分离（以下简称 LLPS）的现象，通过调节 LLPS 的程度，可以对共聚物的结晶状态进行调整，并通过改变聚乙二醇的浓度和 LLPS 的迁移率来调整结晶速度，从而达到对材料力学性能的调控。

二是化学改性。聚乳酸在纺织工业中的应用，其热力学性质直接影响到其纺丝和成纱的能力，而共聚改性显著提高了聚乳酸的热力学性能；通过调节聚合物的配比来控制聚合物的分子量，从而调节聚合物的热力学和降解性能，这种聚合物在药物控制释放载体方面有着广阔的应用前景；通过端基修饰和接枝的方法合成 PLA-PEG -聚组氨酸三嵌段共聚物，该共聚物可以用于肿瘤 pH 敏感特异性抗癌药物的载体研究，并且该共聚物具有良好的杀菌和药物控释效果，在癌症药物载体方面具备潜在的应用前景。

三是物理改性。以腰果为原料，从中提取出醋酸腰果酚，增塑改性聚乳酸，并通过熔融共混的方法制成增塑改性聚合物，该聚合物具有较好的混溶性、稳定性和延展性；通过 o/w 乳化法，制备可生物降解的 PCL/PLA 微球，两者通过物理共混作用形成，微球粒径小而均匀，能够运用在药物控释载体领域。

4.2　聚羟基烷酸酯发展情况分析

聚羟基烷酸酯是一种广泛用于多种微生物的细胞内合成的聚酯，近年来发展迅速，是具有相似化学结构的高分子化合物的统称。聚羟基烷酸酯既具有优异的生物相容性能、生物可降解性，又具有较高的热塑性，因此可以用作生物医药材料以及生物可降解包装材料。聚羟基烷酸酯还具备许多高附加值的特性，如非线性光学性、压电性、气体相隔性等，因此，近年来该方法在生物材料领域得到了广泛的应用。

合成不同的聚羟基烷酸酯所用的途径是不同的。这里的途径是指养分（一般为碳源）在微生物体内经过一系列酶催化反应最终变成聚羟基烷酸酯的过程。某一种特定的聚羟基烷酸酯可能对应一个或多个合成途径，这些途径里有些是天然存在的，有些是在实验室里人为创造出来的。

4.2.1 聚羟基烷酸酯发展现状

聚羟基烷酸酯的应用，无论是在数量上还是在类型上，在过去的二三十年里得到了很大的发展。早期的用途主要是制造化妆品容器、洗发水瓶、纸板和纸张、牛奶盒和薄膜、尿布和卫生巾、钢笔、梳子、子弹等。近几年，人们的焦点集中于其医学用途，其中包括心血管产品（修补心包和心室、动脉组织、心血管支架和心脏瓣膜等），以及修复神经和软组织、治疗牙齿和颌面（引导组织和骨骼再生）、药物输送（药片、植入物、微载体）、整形外科和泌尿外科、创伤处理（缝合线、粉剂、敷料）。目前国内主要聚羟基烷酸酯生产企业和产能见表4-5所列。

表4-5 国内主要聚羟基烷酸酯生产企业和产能　　　　　　　　　　　（万吨/年）

生产企业	产能
宁波天安生物科技有限公司	0.2
北京蓝晶微生物科技有限公司	0.1
深圳意可曼生物科技有限公司	0.5

资料来源：中国产业信息网

4.2.2 聚羟基烷酸酯的现存问题

近年来，聚羟基烷酸酯发展面临着一些问题。

一是聚羟基烷酸酯生产成本高、产量低及性能差。聚羟基烷酸酯在加工和性能上存在着易水解、热稳定性差、加工成型周期长、加工窗口狭窄等缺陷，因此生产成本高、产量低、韧性差、综合力学性能差。

二是聚羟基烷酸酯作为食品包装时，功能方面有一定限制。作为食品包装时，聚羟基烷酸酯具有较低的阻隔性、热不稳定性、脆性（因为高的玻璃化转换和熔化温度）、较差的刚性和耐撞性较差，这些都是聚羟基烷酸酯在食品包装应用中的主要制约因素。

4.2.3 聚羟基烷酸酯发展趋势

对于聚羟基烷酸酯存在的一些问题，目前解决方法主要有：

一是调节溶解氧（DO）浓度是聚羟基烷酸酯高效合成的主流方向。溶解氧（DO）质量浓度的适当选择对优化聚羟基烷酸酯产量起着重要作用。溶解氧（DO）质量浓度不是越高越有利于聚羟基烷酸酯的合成，将溶解氧（DO）质量浓度控制在较低水平时（0.5～3mg/L），不仅可以减少曝气费用、降低生产成本，同时也可提高聚羟基烷酸酯的产量。

二是采用挤压吹塑法制备复合膜是解决聚羟基烷酸酯性能差的关键。以马来酸酐为增容剂，通过挤压吹塑工艺制备了一种淀粉/聚羟基烷酸酯的复合薄膜，其质量分数为12%时，加入1%（质量分数）的马来酸酐制备的复合薄膜在拉伸强度、阻隔性能和相容性方面都表现出良好的性能。在质量分数为24%的聚羟基烷酸酯中，加入3%（质量分数）的马来酸酐可获得性能更好的复合薄膜。

4.3　其他情况分析

4.3.1　二元酸二元醇共聚酯 (PBS、PBSA、PBAT)

生物降解塑料按原材料的不同可分成两大类：一种是生物基生物降解塑料，另一种是石化基生物降解塑料。石化基生物降解塑料是通过化学方法将石化产品的单体聚合而成，其主要原材料为 PTA、乙二酸、丁二醇等油基或煤基化工产品，典型产品包括 PBAT、PBS、PBSA 等，其中 PBAT 是己二酸丁二醇酯和对苯二甲酸丁二醇酯的共聚物，它具有 PBA 和 PBT 两种材料的优点，具有良好的断裂伸长性、优越的延展性、耐热性强。耐冲击性强，由于良好的生物可降解性，其是当前可生物降解塑料领域中十分活跃的一种可降解材料。PBAT 的主要销售领域为塑料包装薄膜、农用薄膜、一次性塑料袋、一次性塑料碗等。当前，众多公司都在大力发展可降解生物塑料。

我国对于二元酸二元醇共聚酯的研究开始较晚，但是从产能分布情况来看，目前国内企业以生产聚丁二酸丁二醇酯 (PBS) 为主，且总的生产产能位居世界前列（详见表 4 - 6 所列）。2016 年，我国 PBS 和 PBAT 聚合物总产能已经达到 10 万吨，近年来，PBS 在合成、改性、产品加工和应用方面的研究已取得一定的突破，PBS 的综合性能不断得到提高，其制品的价格也在持续降低，我国 PBS 的全球市场占有率将迅猛增长。

表 4 - 6　主要二元酸二元醇共聚酯企业生产情况

国家	公司名称	产　能	产品类别
中国	安庆和兴化工	1 万吨/年，试运行	PBS
	杭州鑫富药业	1.3 万吨/年，在建	PBS
	扬州邗江佳美高分子材料有限公司	2 万吨/年，试运行	PBS
	广州金发科技股份有限公司	3 万吨/年，试运行	PBSA
	新疆蓝山屯河聚酯有限公司	0.5 万吨/年	PBS，PBAT
	山东汇盈新材料科技有限公司	0.5 万吨/年	PBS
	雪郎生物	2 万吨/年，在建	PBS
日本	昭和高分子	0.6 万吨/年	PBS/PBA
	三菱化学	0.3 万吨/年	PBS
美国	杜邦	1.5 万吨/年	PET
	伊斯曼	1.5 万吨/年	PET
德国	巴斯夫	1.4 万吨/年 5 万吨/年，在建	PET
韩国	SK Chemical	0.2 万吨/年	PBS
	Ire Chemical	0.15 万吨/年	PBS

资料来源：公开资料整理

（一）PBS 发展情况分析

PBS（聚丁二酸丁二醇酯）是以丁二酸与丁二醇为主要原料，通过缩聚法得到的生物降解塑料，在自然条件下，它很容易被微生物分解成二氧化碳和水，是当前研究的一个热点。PBS 主要用于垃圾袋、包装袋、化妆品瓶、各种塑料卡片、婴儿尿布、农用材料和药物缓释载体基质等。它还可用于其他环保领域的各种塑料产品，例如建筑绿化用网、膜等，也可用于餐具、药品瓶、一次性医疗用品、农用薄膜、农药和化肥缓释材料、生物医用高分子材料等领域。PBS 的原材料资源十分丰富，既可以是传统的能源，也可以是生物燃料，而且用途广泛。PBS 产业链如图 4-3 所示，其生产流程如图 4-4 所示。

一般对 PBS 进行改性，以改善 PBS 的性能和降低成本，通常采用直接酯化法、酯交换法、扩链法、共聚改性和共混改性法等工艺。

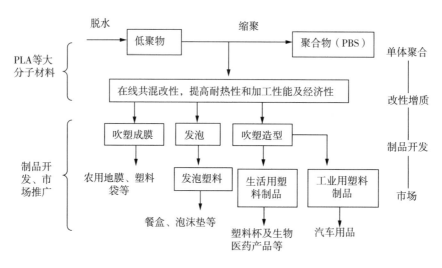

图 4-3 PBS 产业链

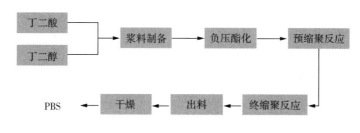

图 4-4 PBS 生产流程

PBS 是在 20 世纪 30 年代首次出现的，但是由于生产工艺的制约，生产出来的分子量低于 5000 的 PBS 不能作为一种现实使用的原料。20 世纪 90 年代以后，随着对脂肪族生物降解材料的研究不断深入，高分子量 PBS 的开发才得以实现。日本昭和高分子公司在 1993 年建成了一种规模为年产 3000 吨、具有较大规模的 PBS 及其共聚物的生产装置，该生产装置的产品是 Bionolle（中文名：碧能），这是全世界第一个商业化的 PBS 树脂。Bionolle 是一种结晶型热塑性塑料，分子量在数万至数十万之间，玻璃化转变温度在 -45 至 10 摄氏度之间，熔点在 90 至 120 摄氏度之间，在接近 100 摄氏度的高温下仍可正常存在，具有良好的力学性能和加工性能。时至今日，Bionolle 公司已扩展到一系列的产品种类和品牌。德国巴斯夫公司于 1998 年推出其完全可降解聚酯商品 Ecoflex，它主要是脂肪族和芳香族的共聚酯，并能与淀粉进行共混，从而改善其降解性。美国伊士曼公司生产了一系列共聚酯产品，以商标 Eastar Bio 表示。杜邦公司也有以商标 Biomax 表示的降解聚酯塑料产品。此外，日本三菱化学 Mitsubishi、韩国 SK Chemical、Ire Chemical 等公司也可以生产 PBS，它们的商品名是 GS Pla，Skygreen 和 EnPol。三菱化学声称他们研发了以生物技术为基础的 PBS 生产技术，因为它的原材料丁二酸来自植物淀粉。

我国 PBS 的研发与产业化起步较晚，但发展迅速。在这一领域，中科院理化研究所工程塑料国家工程研究中心、清华大学都是领先的。2006 年，安庆和兴化工公司在清华大学的支持下，建成了年产 3000 吨的挤出注塑级 PBS，并于 2009 年成功投产。中科院理化所与浙江杭州鑫富药业股份有限公司签订了一项合作协议，授权鑫富药业年产 20000 吨 PBS，于 2007 年建成第一期生产设施，并取得了良好的运行效果，成功地生产出注塑级、挤出级和吹膜级的 PBS，一期年产能 3000 吨，二期年产能 20000 吨。该生产线为全球首个一步法 PBS 生产设备。同年，中科院理化所与江苏邗江佳美高分子材料厂签署了年产 13000～20000 吨 PBS 的合作协议，并于 2007 年成功投产。山东汇盈新材料公司也利用中科院的技术，在 2013 年投入使用，年产 20000 吨 PBS；此外，公司于 2012 年投产的年产 500 吨的装置，总产能 25000 吨，被誉为世界最大的 PBS 生产基地。2013 年，中科院理化所的技术在山西金晖兆隆高新科技有限公司成立，年产 20000 吨。2009 年，金发科技在珠海开始了 PBSA 的建设，并于 2010 年 5 月开始试生产，2011 年投入使用，第一期的生产能力为年产 30000 吨，第二阶段为年产 90000 吨。公司的 PBSA 产品以外销为主。2012 年，蓝山屯河 PBS 项目顺利投产，年产 10000 吨，填补了我国西北五省的空白，并在新疆产出了 PBS 降解塑料，是国内 5 家 PBS 降解塑料的生产企业之一。

（二）PBSA 发展情况分析

PBSA 是在 PBS 的基础上引入己二酸共聚而成的，是一种可生物降解的热塑性脂肪族聚酯。PBSA 是一种具有广阔市场前景的可降解材料，可应用于一次性日用品、包装材料与农用薄膜等塑料领域。PBSA 具有流动性强、熔点低、结晶快等优点，在医用材料、3D 打印材料等方面具有广阔的应用前景。

（三）PBAT 发展情况分析

PBAT，全称为聚对苯二甲酸-己二酸丁二醇酯，属石化基生物降解塑料，是 1，4 丁二醇、己二酸和对苯二甲酸的三元共聚物。得益于苯环结构，PBAT 的抗撕裂强度是聚乙烯的 120%，冲击强度是聚乙烯的 130%，这些特性是制造高性能膜材的必要前提。PBAT 是当前可降解生物基环保塑料膜材的主要原料。PBAT 具有生物降解和堆肥的双重功能，所以 PBAT 能够很好地避免白色污染。

根据中国产业信息网数据，2020 年中国 PBAT 产量高达 13 万吨。随着国家环境保护力度的不断加大，可降解塑料的渗透性将会继续提高，再加上新的产能投入，可降解塑料的市场前景十分广阔。以 PBAT 的主要应用场景——农用薄膜领域的替代为例，据国家统计局数据，2020 年我国农业薄膜产量已经达到 77 万吨，以农膜回收行动方案制定的 80％回收率为前提，假设 PBAT 的渗透率为 20％，则潜在市场容量约为 15.4 万吨。

4.3.2　聚己内酯（PCL）

PCL，又称聚 ε-己内酯，是通过 ε-己内酯单体在金属阴离子络合催化剂催化下开环聚合而成的高分子有机聚合物，通过控制聚合条件，可以获得不同的分子量。它是一种白色的固体粉末，在水中不溶，无毒，可在多种极性的有机溶剂中溶解。PCL 生物可降解性好，生物相容性好，有机高分子相容性好，可以作为细胞的载体，可以与许多常用的塑料相容，在自然条件下 6～12 个月内可以完全降解。除此之外，PCL 形状记忆温控性质好，在塑形材料、药物载体、可降解塑料、塑化剂、纳米纤维纺丝等方面有着广泛的应用。

4.3.3　聚邻苯二酰胺（PPA）

PPA，是以对苯二甲酸或间苯二甲酸为原料的半芳香族聚酰胺，具有较高的硬度，强度好，耐化学性能优越，成本较低。

大部分聚苯胺树脂采用常规注射成型工艺。将 PPA 原料预烘干至 0.1％的湿度水平以下，然后将其放入金属的塑料袋或箱子中，以确保在处理之前无须再次烘干。

处理过程中的湿度水平不超过 0.15％。处理过的湿树脂会导致分子量下降，从而导致机械性能下降。采用干燥剂贮斗式干燥器，在 175℃的条件下可以很方便地将树脂烘干至 −25℃以下的露点湿度。根据水分的多少，干燥时间也会不同，一般为 4～16 个小时。注塑时熔化温度为 615℃～650℃，材料在筒体中的滞留时间不超过 10 分钟，通过这种方式注射成型的制品具有最好的机械性能。为了获得良好的结晶度和尺寸稳定性，模具温度必须达到 275℃。局部厚壁零件因其冷却速率较慢而能在低模温下进行注射成型。模具温度是提高零件表面外感的关键。用于真空镀金属成电镀金属的矿物填料级 PPA 树脂的模具表面温度要求达到 350℃。

PPA 具有优异的物理、热、电性能，此外价格适中，因此具有广泛的用途。这些特性加上良好的耐化学特性，使得 PPA 在汽车行业中被广泛应用。趋向更好的空气动力学车身设计连同更高性能的马达，将提高发动机箱的温度，使传统的热塑塑料显得不尽适用。这些新的需求使得 PPA 成为制作下述部件的候选材料之一：汽车前灯反光器、轴承座、传感器壳体、皮带轮、燃料管线元件。

根据统计，目前国外 PPA 树脂年产量已突破 15 万吨，发展较为成熟。国内 PPA 工业化起步较晚，世界上的主要产能和关键技术都被国外的化工巨头所垄断。根据统计，目前我国 PPA 树脂年产能为 16000 吨，主要生产厂商有浙江新和成金发科技、青岛三力、江门德众泰。从需求方面来看，2016—2020 年我国 PPA 需求量增长 10％以上；但是，由于国内 PPA 市场竞争力不强，所以对进口的依赖程度仍然很高，在 70％以上。预计到 2025 年，我国 PPA 的需求量将达 50000 吨，而电子业的迅速发展将继续推动 PPA 的需求上涨。

4.3.4　二氧化碳共聚物（PPC）

PPC 是一种由二氧化碳与环氧丙烷共聚制备而成的新型高分子材料，在 PBM 型催化剂的催化下，二氧化碳作为单体材料，在一定的条件下与环氧化物共聚。通过添加其他反应物质，可以制备具有多种化学结构的二氧化碳树脂。二氧化碳共聚物具有柔性的分子链，它可以很好地调节其化学结构并改变其性能，易在热、催化剂或微生物作用下发生降解，但也能通过某些方法来控制，对氧气和其他气体的渗透能力很弱。

（1）用脂肪族聚碳酸酯与多异氰酸酯合成聚氨酯，其耐水解性能优于常规聚酯聚氨酯。

（2）用顺丁烯二酸酐作为第三单体进行三元共聚；产物是一种含碳酸酯基和酯基的不饱和树脂，可以交联固化，也可以与纤维之类固体复合，是一种新型材料。

（3）可将脂族聚碳酸酯与多种聚合物混合，从而得到多种不同性质。可以用作加工助剂、环氧树脂、增塑剂和 PVC 塑料等的增韧剂。

（4）环氧乙烷、二氧化碳等共聚物，琥珀酸酐、二氧化碳、环氧丙烷的三元共聚物可被微生物完全分解，无残留，具有很好的生物可降解性。

（5）二氧化碳共聚物具有良好的生物体相容性。这种特殊的聚合物可以作为药物的缓释剂或抗凝血剂。

（6）一些二氧化碳共聚物可以作为热熔胶、绝缘材料、固体颜料、填料、陶瓷胶粘剂、表面活性剂等。

（7）聚碳酸亚丙酯与丁腈橡胶共混物具有优良的抗氧老化、热、油特性，其机械性能优于常规丁腈胶，是一种良好的新型抗油橡胶。

据统计，2018 年我国 PPC 产能已经达到 3.7 万吨。智研咨询发布的《2021—2027 年二氧化碳共聚物（PPC）行业发展现状调查及市场规模预测报告》显示：PPC 是国内可降解生物塑料行业的重要组成部分，在国内 PPC 行业中，PPC 占可降解生物环保塑料行业规模的 5％左右。中国可降解材料产业产量规模在 2021 年达到 38.2 万吨，我国可降解材料产业的需求规模在 2021 年达 40.1 万吨。

4.3.5　聚呋喃二甲酸乙二醇酯（PEF）

PEF 是以呋喃二甲酸（或其二甲基）和乙二醇为主要原料的生物基聚酯。PEF 是一种可再生的绿色聚合物，它可以降低非再生能源的消耗，降低温室效应，是一种可循环利用、可降解的聚合物，不仅具有优良的物理-力学性能，而且在工程塑料、包装材料、高性能纤维等方面有着广泛的应用前景。目前，市场上的研究重心已经转向了聚 2,5 -呋喃二甲酸乙二醇酯。

4.3.6　塑木复合材料

花生壳、锯末、棉秸秆、麦秸、木屑、大豆皮、竹屑、甘蔗渣、稻壳等低值生物质纤维，与塑料合成复合材料——塑木。它既能发挥各原材料成分的优点，也能克服部分缺点。

一方面，塑木的强度比木材高、不易变异，该材料比有机材料弹性模量高；另一方面，塑木提高了木材与塑料的回收利用率，有利于减少对环境的污染与破坏。此外，塑木还延续了塑料和植物纤维的优势，具有广泛的市场前景，在铝合金、原木、塑钢、塑料等复合材料领域具有广阔的应用前景，有利于解决木材、塑料等领域的回收再利用问题，提升资源利用效率。

塑木复合材料具有以下特点：回收利用效率高、产品可塑性强、经济效能高、环保效益高、原材料资源化。大力推广塑木复合材料不仅有利于减少白色污染，还能缓解因农业废弃物燃烧导致的环境污染问题。塑木复合材料的使用不会产生有毒或有害物质，更不会对环境造成严重污染；塑木复合材料使用后可回收再利用，是一种低碳环保的复合材料，符合健康标准，满足人类生产生活的需要。

据统计，2020 年全球塑木复合材料行业的市场规模高达 59 亿美元，基于塑木复合材料的健康环保特性与全球绿色理念，全球塑木复合材料将保持复合年增长率 11.4% 的增速，预计 2027 年全球塑木复合材料市场规模将突破 25 亿美元。随着经济社会的发展，建筑行业与制造业对塑木复合材料的需求不断攀升，这也刺激了塑木复合材料的相关企业加大研发与生产力度。中国塑木复合材料起步较晚，但发展势头强劲，近年来国家越来越重视塑木相关产业的发展，并将其纳入战略性新兴产业名录中，仅在 2020 年，中国塑木复合材料产量就已经突破 350 万吨。

第 5 章　生物基材料下游产业发展分析

生物基塑料的下游工业包括生物基塑料和生物基纤维。其中生物基塑料应用领域包括可降解包装材料、发泡塑料、工程塑料、农用地膜、生物医药制品、建筑材料等；生物基纤维应用领域包括纺织化纤、家纺、医疗、服装（内衣、童装、运动服饰等）等。

5.1　生物基塑料发展情况分析

由于塑料产品的消耗量逐年上升，废塑料的数量逐年上升，据估计到 2050 年，全世界将有 120 亿吨的废弃塑料被放置于垃圾填埋场或散落在自然环境中，其中大约有一半以上的废旧塑料是一次性用品，包括包装物、农膜和其他一次性消费产品，因其不易降解、不易循环利用，对环境产生很大的不利影响，因此多个国家推出限塑令及禁塑令。根据统计，现有超过 60 个国家在禁止使用塑料袋和一次性塑料使用征税方面实施相关政策。

塑料制品分类如图 5-1 所示

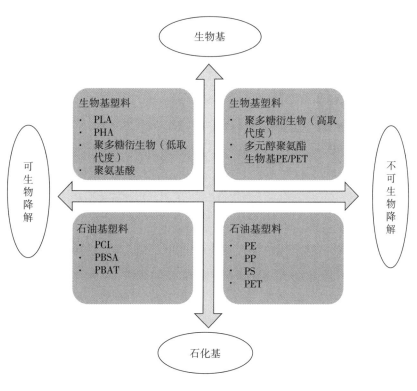

图 5-1　塑料制品分类

由于其绿色、环保、节约资源等特性，生物基材料逐渐成为当今世界科技与经济发展的新宠，受到各个国家的重视和广泛推广。生物基塑料是生物基材料一个大的品类，是生物基材料下游产业最主要的产品之一。正如其名称所示，生物基塑料是一种新型材料，它的原材料完全或部分来自玉米、甘蔗或纤维素等天然生物质。目前，市场上常见的生物基塑料有两种：一种是可生物降解的，另一种是不可生物降解的，这取决于它是否可以被微生物（细菌、霉菌、藻类）分解为小分子物质。根据欧洲生物塑料学会的资料，可生物降解塑料主要包括 PHA、PLA、PBS、PBAT 和淀粉基塑料，不可生物降解塑料主要包括 PE、PP、PTT、PET、PA 和 PEF 等。生物基塑料具有两大优势：一是具有优良的减排性能，其 CO_2 排放量仅为传统塑料的 1/5；二是某些塑料可以自然降解，对不可降解的生物基塑料也可以进行再生。

5.1.1 生物基塑料发展现状

欧洲生物塑料协会公布的一项资料表明，每年塑料产量中生物基塑料的产量约为 1/100。截至 2021 年，世界范围内的生物基塑料产量约为 242 万吨，可降解塑料和不可降解塑料产能分别达到 155.3 万吨和 86.4 万吨。与此同时，由于各国环保意识的增强和生产工艺水平的提高，生物降解塑料的产能占比呈现出不断升高的趋势，与之相伴的是不可降解塑料的产能占比不断降低（如图 5-2 所示）。

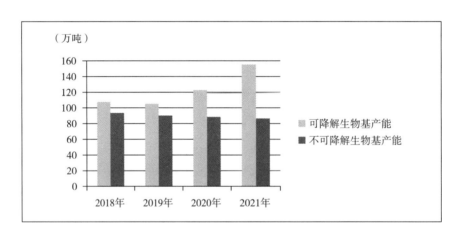

图 5-2 2018—2021 年全球生物基塑料产能变化情况（单位：万吨）

资料来源：European Bioplastics

2021 年，PBAT 的产能占到了世界范围内的 19.2%，位居榜首。PLA 和淀粉基塑料的产能次之，分别位居二、三位，其中 PLA 产能的增加，是因为美国和欧洲公司加大投入。而在非生物可降解方面，PE（聚乙烯）和 PA（尼龙）的生产能力则是最大的，分别为9.5% 和 9.1%（如图 5-3 所示）。

根据产能的地区分布，2021 年全球生物基塑料的产能以亚洲为主产区，总产能约为全球产能的一半。欧洲拥有全球 24.1% 的生物基塑料生产能力，是世界上第二大的生产基地（如图 5-4 所示）。

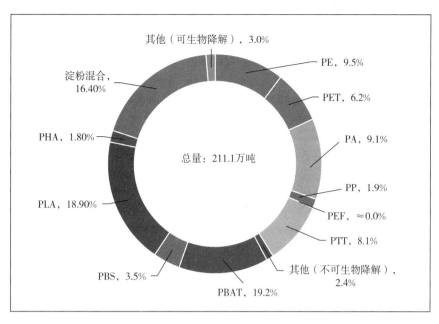

图 5－3　2021 年全球生物塑料生产能力（按材料类型分类）

资料来源：European Bioplastics

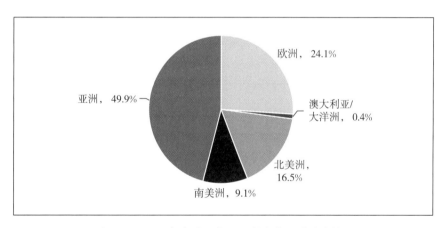

图 5－4　2021 年全球生物基塑料产能区域分布情况

资料来源：European Bioplastics

在世界范围内，生物基塑料产品在包装、餐饮、电子、汽车、农业、园艺、玩具、纺织品等方面的应用日益广泛。而目前，包装行业仍然是世界上最大的生物基塑料应用领域。2021 年，软包装生产可消耗 66.5 万吨的生物基塑料，硬包装生产对生物基塑料的消耗也达到 49.2 万吨。2021 年全球生物基塑料下游应用领域分布情况如图 5－5 所示。

随着对生物基塑料需求量的增加及其应用范围的扩大，生物基塑料的生产规模将会持续扩张。欧洲生物塑料协会指出，到 2025 年，生物基塑料的生产能力将超过 287 万吨，而可降解的生物基塑料的产量将达到 6 成以上。

我国是塑料制造和消费大国，而快餐、外卖等食品消费造成的一次性塑料制品消耗量巨大，且此类塑料垃圾很难再循环利用，这对中国造成了很大的环境压力。近年来，党中央、国务院高度重视塑料污染防治工作，提出了实施"白色污染"综合整治计划的工作。数据显示，2010 年以来，我国塑料产量不断增长，至 2021 年中国塑料制品产量达到 8004 万吨，

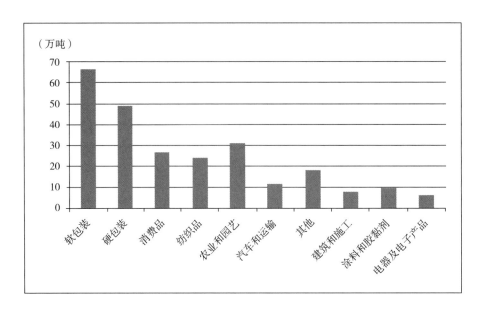

图 5-5　2021 年全球生物基塑料下游应用领域分布情况

资料来源：European Bioplastics

受禁塑令的影响，虽然产量有所下降，但产量依旧超过 8000 万吨（如图 5-6 所示）。因此，随着"禁塑令"的实施，以生物基塑料为主力取代传统塑料将成为缓解塑料污染的主要手段，具备良好的市场前景。

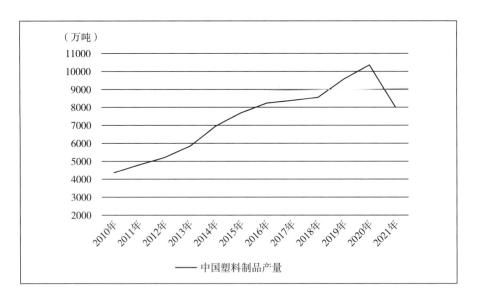

图 5-6　2010—2021 年中国塑料产量变化趋势

资料来源：国家统计局

从下游的应用来看，生物基塑料在包装、农业、纺织、医药、3D 打印等领域都有广泛的应用。其中位居前三位的分别为包装、现代医药和农业。

凭借重量轻、耐用性好、可塑性强、价格低廉等优点，生物基塑料在包装行业中占有一席之地。2020 年，全国规模以上塑料包装企业实现了 1584.2 亿元的主营业务收入，同比下降 2.49%。而"禁塑令"的贯彻，促使生物基塑料在包装领域大有可为。

生物基塑料在生物医药制品上也有着广泛的应用，一次性的医疗用品和医用人体修复材料是主要的生产制品。我国生物制药市场处在起步阶段，发展势头强劲，增速超过整个医药市场，再加上国家持续投入和居民支付能力不断提高、人口老龄化等因素，极大地促进了我国医药产业的发展，并进一步释放了对医用耗材的需求。生物医药市场的快速发展也将为生物基塑料的应用带来更加广阔的空间。2016—2020 年中国生物医药市场规模趋势图如图 5-7 所示。

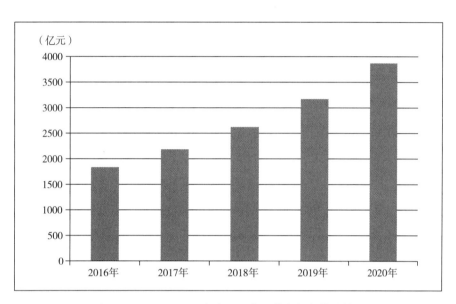

图 5-7　2016—2020 年中国生物医药市场规模趋势图

资料来源：《2020 中国医疗器械蓝皮书》

在农业方面，地膜广泛应用于各种栽培领域。随着地膜的推广和普及，近年来各地的地膜使用量都在不断增加。2020 年，中国农用薄膜产量为 77.4 万吨，同比下降 3.59%，占整体塑料薄膜产量比重的 5.15%。2015—2019 年中国农用塑料薄膜使用量如图 5-8 所示。

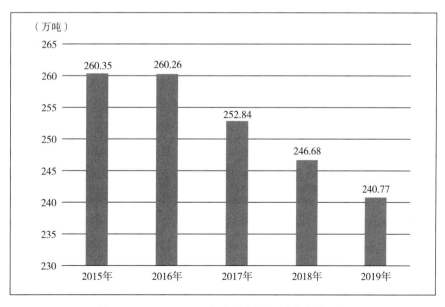

图 5-8　2015—2019 年中国农用塑料薄膜使用量

资料来源：国家统计局

2019 年印发的《关于加快推进农用地膜污染防治的意见》提出要在 2020 年前建立健全工作机制，明确责任主体，完善循环利用制度，确保农膜回收率在 8 成以上，全国地膜覆盖面积基本保持不变。到 2025 年，农膜全部回收，减少地膜残留，有效控制农田白色污染。目前，我国农业用塑料薄膜的主要原料是 PE（聚乙烯），但由于 PE 不易降解且缺少有效的处理手段，因而废旧膜数量逐年增加，污染程度不断加重。其主要危害是残膜阻止土壤水分渗透，使土壤透气性下降，残膜与根系直接接触，使根系无法伸展，从而影响作物生长，造成产量下降。生物基薄膜可从源头上解决传统塑料地膜带来的污染，是今后农用地膜发展的主要方向。

5.1.2　生物基塑料发展的现存问题

一是使用寿命有限，回收技术有待提高。我国的生物基塑料产业发展时间较晚，技术水平相对落后，主要产品是附加值不高的日用消费品，在对塑胶产品需求较大的情况下，企业利润空间有限。生物基塑料也存在着有限的使用寿命和可循环利用的问题。若回收处理不当，生物基塑料也会产生类似于化石塑料的污染。但是经过适当的处理，生物基塑料在环保方面仍要优于化石塑料。因此，并非不加选择地支持所有生物基材料，因为这些材料的环境优势仍然取决于所使用的特定原料和随后的产品生命周期管理。

二是现有的回收体系难以兼容生物基塑料。有些生物塑料与现行再生系统不相容，若不加以严格的分类，将会对现行的再生系统造成污染。例如 PLA 会对 PET 的机械回收链造成污染，在不改变技术或机械的情况下将生物基塑料与常规塑料一起回收会造成一定的污染风险。因此，为了使再生或混合肥料能够顺利回收，生物基塑料必须与合适的收集方法和基础设备相适配。

三是生产成本较高，难以大规模使用。可降解塑料行业在国内的分布比较分散，很难形成规模效应，加之政策实施滞后，导致其产能利用率低下，企业对研发投入的积极性降低，造成了我国可降解生物塑料的成本较高。目前，生物基和可降解塑料的生产成本很高。据公开数据，PE 材料的价格在 8800～12000 元/吨，PP 材料的成本在 6700～8500 元/吨，PLA材料的价格在 16000～30000 元/吨，PBAT 塑料的价格在 21000～25000 元/吨，PHBV 塑料的售价在 30000 元/吨，价格达到普通塑料的 2～3 倍。较高的生产成本使得生物基塑料的推广面临难题，例如，新疆每年用地膜 25 万吨，如果全部采用生物基塑料地膜，每吨的成本就会提高 2 万元，仅在地膜上的投入将增多 50 亿元左右。

四是缺乏有力的政策或法律法规支撑。一些国家通过建立专项资金和税收优惠等措施来支持生物基塑料行业的发展。当前，中国对生物基产业的扶持力度逐步加大，对其进行了更多的宏观政策扶持，但是缺乏具体的法规，制约了行业的发展。再由于生物降解塑料是一个新兴行业，在发展过程中很多材料和制品都没有统一的规范，极易造成贸易上的不便和争端。

5.1.3　生物基塑料发展趋势

一是继续推进供给侧结构性改革。我国的生物基塑料产业持续深化改革，产业结构调整取得了明显的成果，企业的创新活力前所未有。在科研机构和企业的共同努力下，生物基塑料在高性能工程塑料、高性能树脂基复合材料、高温特种绝缘材料、耐高温高效功能性薄膜等方面已有了新的发展。要持续推动生物基和可降解塑料在塑料购物袋、塑料卷袋、一次性餐具等方面的应用；推动快递、邮政装订用生物可降解塑料；推动生物基和可降解塑料的规模化生产和推广，保障生物基塑料的供应；完善生物基及可降解塑料产业的法律法规和行业准则。

二是提升产品品质及功能，促进消费升级。生物基材料的宗旨是为了使材料制品在等同甚至优于传统材料性能的基础上具备环保性。目前，开发和合成高性能的生物基聚合物是提高其在石油类塑料中竞争力的关键所在。基于技术进步的供应能力的提高，将使生物基塑料和可降解塑料的下游应用领域更加广阔，供需平衡将进一步满足生物基塑料产品的个性化、多样化和功能化，进而提高生物基和可降解塑料的消费。

三是更加重视海外消费市场。全球化并非由某一国或某一个体的意愿所决定，而是由市场这只"无形的手"推动的必然产物。区域分工与合作已今非昔比，未来的全球化将打破地理界限，建立起工业网络，使全球交流变得更为方便。欧洲等国对环境保护提出了更高的要求，而生物基塑料等在欧盟具有很大的发展空间。预计到 2025 年，对生物基塑料的需求将保持每年 3.6% 幅度的上升。欧洲的生物工业目前也面临着阻碍，如受到生产成本等因素的制约，但机遇与挑战并存，竞相出台的环保政策措施会对生物基产品的消费量起到巨大的提升作用。

5.2　生物基纤维发展情况分析

生物基纤维是一种利用生物或生物萃取物制造的纤维，是一种利用大气、水、土地等通过光合作用而形成的可再生生物基的纤维。生物基纤维种类繁多，按不同的属性将其归类，从生物学的属性，可分为动物质纤维、植物质纤维和微生物质纤维；从产业分类，可分为农副产生物质纤维和海副产生物质纤维。根据生产过程，生物基纤维可分为三大类：一是生物基原生纤维，是经物理方法加工处理后直接使用的动植物纤维；二是生物基再生纤维，即以天然动植物为原料，经过物理或化学方法制成纺丝溶液，而后通过适当的纺丝工艺制备而成的纤维；三是生物基合成纤维，即以生物质为原料，通过化学方法制成高纯度单体，而后经过聚合反应获得高分子量的聚合物，再经适当的纺丝工艺加工成的纤维。

5.2.1　生物基纤维发展现状

中国纺织工业联合会主席孙瑞哲在 2019 年度的"气候创新·时尚峰会"上表示，纺织服装产业已经排在世界第二位，排在石油之后。根据中国循环经济协会的统计，每年有2600 万吨的废旧衣物被丢弃在垃圾箱里，到 2030 年这个数字将上升到 5000 万吨。中国纺织工业联合会估计，每年丢弃的废旧纺织品约等于2400万吨石油，而现在，大部分的旧衣物处置仍然是以填埋和焚烧为主，二者都对环境产生了极大的不利影响。

　　纺织品中的人造纤维通常是由聚酯纤维（聚酯）、尼龙（聚酰胺）、聚丙烯腈纤维（腈纶）等组成。我国对石油、天然气的依存度已经达到73%和43%，这种依赖性将会使化纤工业的可持续发展变得困难。随着石油资源的日渐匮乏和人们环保意识的觉醒，各国政府也已着手采取各种措施，以减少石油资源的使用，寻找更加环保的再生资源进行替代。受石油短缺和环境问题的制约，美国、欧盟和日本等传统的化学纤维生产国，已经从传统的化学纤维中逐步退出，向利润更高、资源和环境污染较少的生物纤维转移。

　　生物基纤维作为"绿色纤维""生态纤维""环保纤维"，在我国战略性新兴材料工业中占有举足轻重的地位。它具有以下特点：首先，作为植物和动物副产品的生物原料，生物基纤维可以达到可持续发展的目的。其次，生物基纤维的碳排放量小，其中的碳原子完全或部分来自生物质。比如，植物在生长的时候会吸收空气中的CO_2，然后通过光合作用制造出一种新的碳天然大分子，这些大分子被废弃后，可以通过生物分解或通过燃烧从而达到零增碳的目的。最后，大多数生物基纤维具有良好的生物降解性和生物相容性。由于某些特定的化学结构，某些生物基纤维能在堆肥、自然环境和生物体中进行降解，并且具有良好的生物相容性，因此在生物医学中具有广泛的应用前景。

　　生物基参与循环低碳经济示意图如图5-9所示。

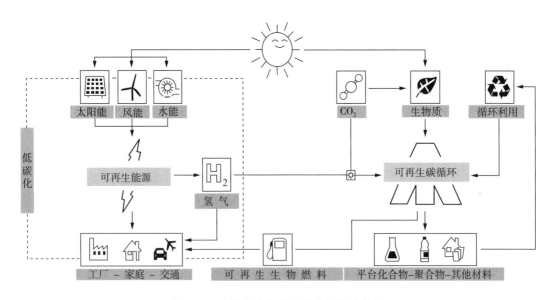

图5-9　生物基参与循环低碳经济示意图

　　从下游应用来看，生物基纤维的应用领域广泛，包括家用纺织、服装服饰、医用防护、军事航天等领域。按纤维的原材料来源和加工方法可分为四大类：新型纤维素纤维、生物基合成纤维、海洋生物基纤维和生物蛋白纤维。其中，以竹纤维为代表的粘胶纤维是国内的一大特色，而壳聚糖纤维和海藻纤维则已经进入了工业化生产阶段。聚对苯二甲酸、聚乳酸、聚酰胺56等是目前发展迅速的生物基化纤，其市场潜力很大。市场中主要应用的生物基纤维见表5-1所列。

表 5-1　市场中主要应用的生物基纤维

种　类	名　称	特　性	应用领域	代表企业
新型纤维素纤维	Lyocell 纤维	采用清洁加工技术，纤维来源于自然，最终回归自然，具有良好的吸湿性、透气性、亲和性、手感光滑、悬垂性好、自然抑菌	用于家用纺织品、日常服装、医用敷料、医用服装、婴幼儿用品等	山东英利实业有限公司、保定天鹅新型纤维制造有限公司
	竹浆纤维	采用莫代尔工艺生产高品质的竹浆。竹浆纤维是我国自主开发的新资源型生物基化学纤维，具有良好的悬垂性，手感滑爽，吸湿透气性和抗菌性优异	适用于内衣面料、休闲运动服装、毛巾、床品、家居服饰等	—
生物基合成纤维	聚乳酸纤维	聚乳酸纤维是以玉米、小麦、甜菜等为主要原料，通过发酵生产乳酸，然后通过缩聚、熔化纺丝等工艺生产的。具有可完全降解、无毒无污染、优良的排湿透气性、亲肤抑菌、高弹性回复率、形态稳定抗皱、天然阻燃等特性	适用于一次性卫生用品、耐久性家纺、被褥、内衣、抑菌除臭袜子、油井页岩气充填等	恒天长江生物材料有限公司、河南省龙都生物科技有限公司
	生物基聚酰胺 56 纤维	采用生物方法制备戊二胺，聚合戊二胺与己二酸，熔融纺丝，制得聚酰胺 56 纤维。纤维的吸湿、排汗、染色、舒适度、耐磨性、阻燃性具有优势	用于地毯、高档箱包、服装、气囊丝等	上海凯赛生物产业有限公司
海洋生物基纤维	壳聚糖纤维	以虾蟹外壳为原料，经湿法纺制而成的一种可再生的资源，对人体有较好的生物相容性和抗菌性能	应用于航天、军事、医疗、防护、服装等领域	海斯摩尔生物科技有限公司
	海藻酸盐纤维	以海藻精炼后的海藻酸钠为主要原料，采用湿法纺丝工艺制成。具有绿色、天然阻燃、生物相容性好等优点	主要用于医疗、卫生材料、高档保健服装、家用纺织品等	青岛康通海洋纤维有限公司、厦门百美特生物材料科技有限公司
生物蛋白质纤维	大豆蛋白纤维、胶原蛋白纤维、牛奶蛋白纤维、蚕蛹蛋白纤维	通过将蛋白质制取的下脚料与其他高分子材料进行混纺或接枝，以蛋白质含量低于 20% 的湿法纺制而成	应用于服装、家用纺织品、高档纺织品	—

资料来源：公开资料整理

早在"十二五"期间，中国化学纤维工业协会就公布了《中国生物质纤维及生化原料科技与产业发展 30 年路线图》，向生物基纤维产业发展发出了非常清晰的信号。在《纺织工业发展规划（2016—2020 年）》《纺织工业"十三五"科技进步纲要》中，我国也明确提出了今后发展的重点：开发新的生物基纤维材料，促进生物基纤维的产业化。我国生物基化纤工业的发展势头强劲，规模不断扩大。2019 年，生物化纤的生产能力达到 57.98 万吨，比

2015 年的 19.55 万吨增加了 196.57%，年均增长率为 31.23%。2019 年度，生物化纤总产量为 15.57 万吨，较 2015 年的 7.91 万吨增加了 96.84%，年均增长率为 18.45%。生物基合成纤维、生物基纤维素纤维、海洋生物纤维等均已实现规模化生产，其应用技术日趋成熟，应用范围不断扩大。

以"科技、绿色、时尚"为主线，大力发展生物基化纤工业，提升我国生物基化纤工业的总体规模，促进绿色纺织事业的发展。按照"十四五"发展计划，以生物基化纤为原料，到 2025 年，生物基化学纤维的生产能力将达 300 万吨，年产中高档生化纤维 200 万吨，其中以生物基为原料的新型纤维产能 190 万吨，产量 130 万吨；生物基合成纤维产能 80 万吨，产量 50 万吨；海洋生物基纤维产能 6 万吨，产量 4 万吨；生物蛋白复合纤维产能 24 万吨，产量 16 万吨。与"十三五"末相比，化工原料的替代率达到 3.5%，提高 1.4%。到 2030 年，我国的生物基化学纤维总量将达 450 万吨，莱赛尔纤维的规模化生产技术达世界领先水平，年产能力达 300 万吨，包括实现新型纤维素制浆新技术，以及四丁基氢氧化铵、离子液系统的工业化生产；新建 10 万吨级 PTT 纤维的工业化生产流水线，产能达 100 万吨/年；建设 10 万吨级的生物基聚酰胺纤维生产线，并进行差异化生产；建设 10 万吨级的蛋白质纤维生产线，提升其产品的附加值；建立 2，5-呋喃二甲酸、海藻纤维、共混纺丝、聚糖纤维万吨级别生产线；开发差异纤维，扩大其应用范围。

5.2.2 生物基纤维发展的现存问题

一是科技难度大，创新能力不足。生物基化纤及其原料的研发、技术、工程化、产业化，技术与工程技术的交叉繁杂，其中包括基因技术、工业微生物技术、生化技术等还处于产业化的初期、基础性研究阶段，面临的科技难题较多。目前国内的生物基纤维公司大多是中小型高科技公司，技术储备和资本积累不足，在产业链的整合和再制造方面没有实力和号召力，抗风险能力和融资能力较弱。我国目前还没有建立起一个以生产、学、研、装备相结合的工程利益共同体。

二是产品成本高，市场竞争力不强。目前，我国的生物基化纤及原料研究还处在初级阶段，科研队伍、资金投入、研究成果与国外相比都有一定的差距，生产企业的规模也不大，大部分企业的生产能力都很弱，甚至有些产能比较大的企业，实际产量也比较低。由于生产成本高，在市场上缺乏竞争力，这就成为制约公司健康发展的重要因素，如何把生产成本降到可以批量生产的程度，是我国生物基纤维工业要实现快速发展的关键。

三是核心知识产权缺乏，关键技术和装备较为落后。目前国内生物基纤维的制造厂商彼此之间存在着机密性，缺少沟通，有些基本的科研工作处于重复状态。所以，虽然各个企业都有自己的技术与部分自己设计和加工的设备，但是在工程技术和装备方面还没有达到最好的水平。目前，国内许多科研院所、高校、企业对生物基原料进行了大量的研究。但是，1，3-丙二醇、丙交酯、乳酸等关键原料的生产工艺及核心菌种仍需依靠国外，而 Lyocell 纤维生产原料溶解、溶剂回收系统等关键设备与国外相比仍存在一定的差距。

四是产业化基础薄弱，缺少知名品牌。目前，国内的生物基纤维产品与国际上的同类产品存在着较大的差距，尚未形成良好的供给系统。虽然下游的产品类别很多，但基本上是以纺织、医疗材料为主，缺少一个具有优势的品种和知名的品牌。农业、林业、畜牧、水产、生物发酵、纤维加工、纺织等行业还没有形成完整的产业链。海洋、农林资源的利用与开发与国家可持续发展的关系不密切，目前我国在该领域的创新工作较少，基础研究也比较薄弱。

五是标准体系不够健全，政策激励有待持续支持。目前，我国的生物基化纤和原料开发时间还比较短，大部分产品还没有形成统一的行业标准。我国还没有出台有关生物基纤维产品优先采购、政策补贴、税收优惠等政策。一方面，国家应积极制定有关的政策法规，促进基础研究与工业发展；另一方面，要积极动员国内高校、科研机构，加强对生物基纤维的基础与应用研究，扶持相关行业的核心技术人才，引导企业与高校、科研院所进行产学研合作，加大自主研发力度，促进知识产权的竞争。

5.2.3　生物基纤维发展趋势

一是研发对象不断增多，原料范围不断扩大：从传统的木料到竹藤、秸秆、草本植物、海藻；从天然纤维原料到基于蛋白质的物质和生物矿物的物质；从使用可更新的物质到使用新的能量；从简单的宏观物质的初级使用到精细的化学成分的分离和再处理；从低价值使用到高增值。近几年来，我国生物基产业的主导原料定位已从玉米淀粉、大豆油脂等农业生产中转向了以非食品性木质纤维及农用有机废物为原料的生产基地，以减轻农业生产的负担，降低原材料成本。

二是原料技术不断精化，产品设计更加专业。在生物基化学纤维的研究中，以生物为基础的原材料的创新已经变得越来越重要，它的开发技术也变得更加精细，从单纯的原始加工利用到基因修饰和表达，再到利用微化学成分的分离、加工和利用；原材料的使用也日益多样化，从传统纤维素和木质素成分的开发，到利用薰衣草、艾草、薄荷叶、罗布麻、香榧等有效成分，为以生物为基础的化学纤维添加"调味"成分。生物基合成纤维已由传统的粘胶、Lyocell 逐渐向海藻纤维、壳聚糖纤维等方向发展，生物基合成纤维由生物基 PTT、PLA 纤维向生物基聚酯（PHB、PBT、PET 等）、生物基聚酰胺、生物基聚乙烯类、生物基 PVC 类、生物基 TPU 类及淀粉基聚合物等种类拓展，在这一进程中，产品研发和设计更加专业化和精细化。

三是研发范围不断扩大，技术创新成为重点。随着生物材料的不断交叉和渗透，新的学科不断涌现，从传统的生物学和物理、化学等学科向材料、能源、复合材料等方向渗透。随着科技在我国生物基纤维的发展中的地位和作用日益突出，工业技术创新能力的培育力度也在加大，加快技术平台建设、形成自主知识产权、提高整体技术水平、增强生物基化纤竞争力是大势所趋。建立生物基化工原料技术创新与产业链联盟，建立技术服务系统，形成优势互补、产学研结合的攻关团队，形成基础研究—技术攻关—技术推广—产业化应用互相联动的发展格局。

四是更加注重材料的环保性能，促进绿色制造。自然界中的生物经过漫长的演化，利用最简单的成分和最普通的环境最终形成了最稳定的结构，可以结合这些材料的特性，通过生物模拟和仿生的方法，制造出更好的复合材料，充分发挥生物纤维的再生和降解优势。尤其是在节能降耗、绿色环保的发展大势之下，以生物基纤维为主要原料的产品拥有广阔的应用市场。

五是构筑生物基经济产业，加强标准化体系建设。在生物基产业发展的初期，其社会、环境、战略价值要高于经济价值，国家目标和政府的引导与扶持是其发展的前提，应及时制定与其相适应的战略，以确保其从数量上增加到质量上的飞跃。基于生物基化工纤维的发展现状，制定相应的产品标准、方法标准以及加快技术体系的认定已成为必然。要强化对生物基纤维产品的生产和市场准入的监管，对其加大扶持力度，规范其发展，不断增强其国际竞争力。

第 6 章　安徽省生物基材料产业发展分析

6.1　安徽省生物基材料产业总体规划布局

长期以来，安徽省高度重视生物基材料产业的发展。安徽省作为农业大省，玉米、秸秆、稻草、木薯、木材等农林产品丰富，而这些资源正是生物基材料制作的优质原料。安徽省拥有鲜明特色的生物基材料产业基地和高技术含量的骨干企业以及自主知识产权的特色产品。此外，安徽省人民政府出台一系列政策支持生物基材料产业发展，加快推进生物基材料的推广和应用，促进其健康迅速发展。在 2021 年 4 月印发的《安徽省国民经济和社会发展第十四个五年规划和 2035 年远景目标纲要》中，生物基材料产业的发展已深入融合到安徽省打造"三地一区"的战略中：

一是"坚定下好创新先手棋"，建设具有重大影响的科技创新策源地。"十四五"规划提出"打好关键技术攻坚战"，聚焦产业"卡脖子"领域，把所有资源集中起来，开展一批具有战略性、前瞻性的重大技术项目，逐个突破关键技术瓶颈，提升整个技术链条的效率；明确指出"科技重大专项包括新材料"，还提出要"支持新型生物基功能性纤维及塑料薄膜的开发与创新"。

二是践行"两山"理念，建设具有重大影响的全面绿色的经济社会发展转型区域。"十四五"规划提出，"加速绿色低碳发展"，"强化绿色技术创新、健全绿色发展体制机制、探索低碳发展新途径、促进生产和生活方式绿色转型"。"要大力推广节能家电、高效照明产品、节水器具、绿色建筑材料、生物可再生降解聚酯等绿色产品"。

三是加快发展现代工业系统，建设具有号召力和带头作用的新兴工业集群。"十四五"规划提出，要"发展战略性新兴产业，加快发展三个重点领域，推动战略性新兴产业的融合化、集群化和生态化发展，建设高质量发展战略性新兴产业的战略优势"，"加快仿生材料、基因工程、再生医学等领域的产业化进程，推进生物制药行业聚乳酸、呋喃聚酯、生物基尼龙等重点项目的建设"，"实施铜基、铁基、铝基、镁基、硅基、生物基'六基'提升计划，重点发展先进基础材料、关键战略材料、前沿新材料三大新材料领域"。

四是实施高水平对外开放，建设改革开放新高地。"十四五"规划提出了"中国（安徽）高质量发展综合改革试验区"，将蚌埠打造成为全球领先的硅基和生物基制造业中心、皖北地区的开放和科技创新的先驱区。在"自由贸易试验区'9＋3＋N'专项推进行动"中，蚌埠片区占地 19.91 平方千米，重点发展硅基新材料、生物基新材料、新能源、跨境电商等上中下游关联产业。

此外，"十四五"规划提出，要"优化城镇化空间布局，坚持统筹规划、优化布局、分工协作、以大带小、大小城镇协调发展的城镇化空间格局"；同时指出，"加速形成多中心城市的发展模式，支持蚌埠打造淮河生态经济带和皖北地区中心城市、世界级硅基生物基制造业基地"。

安徽省在《支持生物基新材料产业发展若干政策》中指出，以聚乳酸为代表的新型生物基材料工业是发展的主要方向。文件认为生物基新材料在推进绿色转型、增加绿色产品供给、降低化石资源依赖、加快生态文明建设等方面具有重要意义，并从"加强规划引导""支持研发产业化创新项目""支持创新能力建设""支持中试基地建设""支持规模化生产线建设""支持产业集群发展""支持推广应用""支持企业做大做强""夯实原料保障""加强基金支持""支持人才建设""强化政策落实"等12个方面提出了支持举措。

6.2 安徽省各地生物基材料产业发展总体情况

6.2.1 蚌埠市生物基材料产业发展状况

近年来，蚌埠市依托自身的优势，以创新为导向，大力发展生物基新材料，产业规模迅速扩张，形成了明显的集聚效应，带动了区域创新。现有生物基材料的规模以上企业24家，丰原集团、中粮生化、雪郎科技、中粮格拉特、天润公司、绿朋实业等成为细分行业龙头企业，形成有国际竞争力的产业集群；L-乳酸、柠檬酸、D-乳酸、聚乳酸纤维、聚丁二酸丁二醇酯、塑木复合材料等产品在我国占有很大的市场份额；聚乳酸、聚呋喃二甲酸乙二醇酯、聚丁二酸丁二醇酯、热塑性复合材料、柠檬酸（苹果酸）酯增塑剂等众多产品已完成技术研发，特色鲜明的产业链已初步构建。目前，蚌埠固镇县已有50多个产业链上下游企业聚集。安徽丰原是国内唯一的生物基材新型产业化示范基地，同时也是2022年北京冬奥会、冬残奥会的主要原料供应商。蚌埠市生物基新材料到2025年将超过1000亿元，聚乳酸将达180万吨，取代石油基塑料可降低原油产耗540万吨，相当于标准煤炭774万吨，为全国减排CO_2可达2090万吨。到2030年，蚌埠市固镇县的生物基新材料产业经济总量将超过千亿元，是全球最大的生物新材料生产基地。

安徽丰原集团长期扎根蚌埠，是全国最大的农产品加工企业和蚌埠生物基新材料发展的领军企业。丰原集团组建了聚乳酸工程技术开发中心，目前，该中心已具备乳酸发酵、萃取、聚合及下游聚乳酸纤维、聚乳酸塑料等产品的生产技术。配套建立了2000吨/年的聚乳酸纤维产业化示范生产线，开发了短线、细旦纤维、烟用丝束、塑料制品，并进行了T恤、袜子、无纺布、塑料袋、塑料等制品的试制，其中一些产品已供应江浙地区的制衣企业。

中粮生化，全称中粮生物化学（安徽）股份有限公司，主要经营有机酸、淀粉糖、甜味剂、氨基酸、燃料乙醇等，业务涵盖农业及生化产品的加工处理。蚌埠市柠檬酸生产区、氨基酸生产区、燃料酒精公司、热电公司均为公司的重要生产基地。马鞍山生化公司、宿州生化公司、丰原油脂公司、砀山梨业公司等为蚌埠市之外的主要基地。此外，公司还拥有国家级企业技术中心一个。公司的产品主要包括：柠檬酸及其衍生物、L-乳酸及其衍生物、食品添加剂、饲料添加剂、燃料乙醇、生物柴油、生物化学品等，其中，柠檬酸及其盐制品的生产能力在国内发酵制品行业中位居首位，在国内精细化工领域具有极大优势，甚至在全球同行业中也处于领先地位。

雪郎科技，全称安徽雪郎生物科技股份有限公司，主要从事苹果酸、富马酸和其他产品的开发、生产、销售和技术输出。公司成功建立了安徽省新型可降解材料的工程实验室，在富马酸绿色制造、苹果酸色度下降等关键技术上实现长足进展，完成了顺酐、苹果酸、富马酸等一系列主要助剂的完整结构链建设，建成了年产 5000 吨生物基 L-苹果酸、年产 1 万吨富马酸、年产 1 万吨 L-天冬氨酸等产品生产线。此外，公司在聚丁二酸丁二醇的缩聚和共聚改性技术上取得了重大突破，对聚丁二酸丁二醇酯进行了改性，达到了吹膜、注塑和纤维级生产的要求，第一期工程总规模为 2 万吨/年的 PBS 项目正式投产，通过淀粉改性和共混工艺的突破，使其具有更好的性能和更低的价格。

天润公司，全称安徽天润化学工业股份有限公司，是一家专业从事化工产品生产和销售的高科技公司。公司年产邻苯二甲酸酐 3.5 万吨、聚丙烯酰胺 3.8 万吨、油田化学品 1000 吨、富马酸 1500 吨、丙烯酰胺晶体 3000 吨，产品主要用于塑料、树脂、油田、纺织、造纸、水处理、医药等领域并远销各个国家。天润公司创建了安徽省功能聚合物工程技术中心、省技术中心，并被列为中国工业苯酐领域"10 强企业"，是聚丙烯酰胺的国家标准制定单位。

绿朋实业，全称安徽绿朋环保科技股份有限公司，主营大豆纤维、二代大豆纳米纤维、海藻纤维、水性纤维、功能纤维、环保纤维等特种纤维和清洁剂，形成了研发—生产—销售的一体化产业链。

蚌埠市生物基材料产业企业情况见表 6-1 所列。

表 6-1　蚌埠市生物基材料产业企业情况

企业名称	成立时间	主营业务	注册资本（万元）
丰原集团	1981.5.15	生物化学、制药、食品、油脂加工等领域产品的生产加工	76188.166
中粮生化	1998.8.28	业务涵盖燃料乙醇、柠檬酸、赖氨酸、乳酸、环氧乙烷、食用油、饲料等	184764.4377
雪郎科技	2007.6.21	苹果酸、富马酸、天冬氨酸及其原料、乙酰丙酸、丙酮酸、葡醛内酯、医药中间体、生物降解材料（PBS 淀粉复合物）等产品的研发、生产、销售	12540
天润公司	2007.10.16	邻苯二甲酸酐、聚丙烯酰胺、油田化学品、富马酸、丙烯酰胺晶体等产品的研发生产及销售	9155
绿朋实业	2011.2.24	大豆纤维、第二代大豆纳米纤维、海藻纤维、水溶纤维、功能纤维、新型环保纤维等特殊纤维以及清洗剂的研发、生产、销售	2500

资料来源：根据公开资料整理

6.2.2 安庆市生物基材料产业发展状况

安庆市政府大力支持生物基产业建设。安庆市"十四五"规划中提出，要"以生物基新材料等领域发展生物产业，建设以生物医药和高端新材料为核心的综合产业集聚区，规划建成虹泰生物基新材料等项目，将安庆市打造成长三角地区生物产业转移承接地"。目前安庆市生物基新材料代表性企业有安庆市中创工程技术有限责任公司、安庆市虹泰新材料有限责任公司、安徽同力新材料有限公司等。

安庆市中创工程技术有限责任公司成立于 1996 年 6 月，是一家专门生产、研发、调试成套浓缩磷脂的高新技术企业。公司下设 2 个全资子公司：安徽元创科技有限公司和安徽中创磷脂科技有限公司。公司设计产能为年产 3.9 万吨系列高端磷脂产品，是目前国内较大的高端磷脂生产和研发基地。公司近年来发展迅速，近 3 年主营收入平均增长 20％，税收平均增长 40％，已建成并投产的高端磷脂项目包括：年产 3000 吨、年产 10000 吨 2 条透明磷脂生产线，年产 500 吨粉末磷脂生产线，年产 500 吨高纯度卵磷脂（PC）生产线。二期项目规划为 3～5 年内新增建设 20000 吨透明磷脂生产线、4000 吨粉末磷脂生产线、1000 吨高纯度卵磷脂（PC）生产线。在工程项目上，公司承接了多家国内企业集团和国外在华企业的浓缩磷脂生产线工程，有中粮集团年产 15000 吨浓缩磷脂生产线、中储粮集团（镇江、东莞）公司 2 条年产 10000 吨浓缩磷脂生产线、美国嘉吉（南通）公司年产 25000 吨浓缩磷脂生产线、京粮集团天津公司年产 15000 吨浓缩磷脂生产线等近 100 家公司的磷脂生产线项目。公司承建的浓缩磷脂生产线约占国内市场份额的 60％，工程质量在行业内获得广泛赞誉。2022 年公司申报成功溶血磷脂的关键技术研究及其工业化项目。

安庆市虹泰新材料有限责任公司，注册资本 11800 万元，是专业致力于二聚酸、聚酰胺树脂研发、生产及销售的国家高新技术企业。目前，公司拥有发明专利 11 项、实用新型 5 项、3 项省级高科技成果，产品荣获国家科学技术进步二等奖，主打产品"虹泰"聚酰胺树脂已成为全省知名品牌。2016 年，公司于安庆市高新技术产业开发区购置土地 110 亩实施整体搬迁。2022 年公司得到了安徽省生物基新材料产业发展若干政策的精准支持，公司生物基新材料销售收入首次突破 3 亿元。

安徽同力新材料有限公司，创建于 2007 年，注册资本金 3778 万元。公司位于安徽省桐城市，总资产 8000 余万元，是一家生产特种塑料制品、生物基全降解塑料及耐高温工业涂层织物的专业企业，建立有"降解塑料事业部""电子器材事业部""纤维复材事业部"和"工程技术研发中心"。公司于 2022 年申报了年产 10000 吨可降解塑料的项目。

此外，安庆市宜秀经开区重点布局的生物基材料产业，在安庆市"十四五"规划特色园区增长极项目中占有一席之地。例如，安庆市嘉欣医疗用品科技股份有限公司于安庆宜秀经济技术开发区建设了一条生物基纤维无纺布和卫生保健产品生产线，占地面积 101.88 亩，总投资约 5.3 亿元，建设 4 条全自动超宽幅水刺无纺布生产线、10 条医疗辅料生产线、10 条湿巾生产线、8 条棉柔巾生产线、10 条居家护理用品生产线。

安徽省发改委支持生物基新材料产业发展若干政策 2022 年度拟支持项目（事项）见表
6-2 所列。

表 6-2　安徽省发改委支持生物基新材料产业发展若干政策 2022 年度拟支持项目（事项）[①]

公司名称	项目（事项）
安庆市中创工程技术有限责任公司	溶血磷脂的关键技术研究及其工业化项目
安庆市虹泰新材料有限责任公司	生物基新材料销售收入首次突破 3 亿元
安徽同力新材料有限公司	年产 1 万吨生物基全降解塑料制品项目

6.2.3　阜阳市生物基材料产业发展状况

阜阳市在推行绿色生活方式中，鼓励消费者使用生物基可降解聚酯等绿色产品。此外，
阜阳市发改委、阜阳市财政局共同申报了有关生物基工业发展的相关政策，重点扶持生物基
高分子材料、生物基助剂、生物基复合材料、天然生物材料等领域的创新协同应用，联合科
研院所和下游用户共同实施科技创新项目；同时将生物基产业建设提到战略高度，在《阜
阳市国民经济和社会发展第十四个五年规划和 2035 年远景目标纲要》中，生物基材料作为阜
阳市新材料发展的重中之重，重点实施昊源化工年产 30 万吨 PBAT 和 20 万吨聚苯乙烯、鼎
洋生物年产 4 万吨生物基高分子可降解材料及 6 万吨超浓缩洗涤用品、瑞鸿科技年产 2.5 万
吨可降解材料等，以上项目的主体投资企业也是阜阳市生物基材料产业的典型企业。

安徽昊源化工集团有限公司成立于 1970 年，现有产能可达到年产尿素 150 万吨、甲醇
140 万吨、乙二醇 30 万吨、苯乙烯 26 万吨、二甲醚 15 万吨、异丙胺 3 万吨、吗啉 2 万吨、
二甘醇胺 6000 吨、余热发电 30MW。其中尿素和甲醇产品是安徽省的知名品牌，产量和规
模在安徽省位居榜首；吗啉拥有 6 项国家发明专利，产能位居亚洲第一；二甘醇胺是安徽省
高新技术产品，公司自主研发并取得 4 项国家发明专利，填补了国内市场的空白。

昊源化工年产 30 万吨可降解塑料项目总投资 12.9 亿元，建设年产 30 万吨全生物可降
解塑料生产装置及配套公用工程与辅助设施。该工程分为两期：一期是年产 10 万吨可降解
塑料的设备和装置，二期是年产 20 万吨可降解塑料的设备和装置。昊源化工年产 20 万吨的
聚苯乙烯项目坐落在安徽省阜阳市的煤基新材料工业园，总投资达到 3 亿元之上。该工程分
为两期：一期建设 1 套 10 万吨/年高抗冲聚苯乙烯（HIPS）生产装置，二期建设 1 套 10 万
吨/年通用级聚苯乙烯（GPPS）生产装置。每套装置包括聚合脱挥、溶胶配料工段、造粒工
段及配套公辅设施。

安徽鼎洋生物基材料有限公司的前身为鼎正包装材料有限公司，专业从事水溶性塑料
包装产品的研发。公司积极展开校企联合，与清华大学、安徽大学等高等院校密切合作，采
用新技术、新工艺对高分子材料进行改性，通过流延成膜工艺，生产出一种水溶性可降解的
绿色包装材料，打破了国外长期以来的技术垄断，迅速抢占了市场。鼎洋生物大力增加研发
投入，新上了 6 条生产线，以适应市场需求，准备生产市场需求较大的洗衣凝珠包装膜。据

---

① http://fzggw.ah.gov.cn/group6/M00/05/25/wKg8BmIx2NGAYZ1vAAJFdyvvwJ8433.pdf

了解，这 6 条生产线达产后，每年可生产各种薄膜 2000 吨左右，产值达 6000 万元以上。其 2022 年审批通过年产 20000 吨淀粉基 PVA/PLA 生物降解材料生产项目，该项目位于界首高新区东城科技园，项目总投资 22000 万元，其中环保投资 172 万元，主要从事年产 20000 吨淀粉基 PVA/PLA 生物降解材料生产。

安徽瑞鸿新材料科技有限公司位于界首高新区东城科技园，是一家专集功能性薄膜、可降解复合阻隔膜、环保材料薄膜、生物基高分子材料、化工原料的研发、生产、营销、服务于一体的综合性企业。瑞鸿科技年产 2.5 万吨环境友好型 PVA、PLA、PBAT、PBS 生物基新型膜材料项目于 2021 年 1 月 20 日正式开工，项目建成后可实现年产量 2.5 万吨生物基膜材料，其中以 PVA、PLA、PBAT、PBS 为主要原料，全年可实现 8.5 亿元的营业收入，年平均税收可达 1.5 亿元，为当地提供就业岗位 300 个，推动我国可降解材料的发展，缓解不可降解塑料薄膜带来的严重环境污染。

安徽颖美科技股份有限公司也是生物基材料产业相关的典型企业之一。本公司是一家专业从事各种食品包装材料的现代化企业，是全球食品包装智慧解决方案提供商、全球环保塑料包装的领导品牌，主导产业为：包装装潢印刷品、其他印刷品、食品用包装材料、生物基可降解材料、功能性复合新材料。安徽颖美科技股份有限公司生物基可降解材料 2021 年生产技改项目审批通过，该工程总投资 3100 万元，配套建设环保、配电等公辅助设施，项目建成后形成年产量 1 万吨生物基可降解食品包装袋的生产规模。

阜阳市各企业新建项目见表 6-3 所列。

表 6-3　阜阳市各企业新建项目

公司名称	项目名称	投资金额（万元）	产能（万吨）
安徽昊源化工集团有限公司	30 万吨 PBAT 项目	129123	30
	20 万吨聚苯乙烯项目	30104.97	20
安徽鼎洋生物基材料有限公司	年产 4 万吨生物基高分子可降解材料	—	4
	6 万吨超浓缩洗涤用品	—	6
	洗衣凝珠包装膜 6 条生产线	—	0.2
	年产 20000 吨淀粉基 PVA/PLA 生物降解材料	22000	2
安徽瑞鸿新材料科技有限公司	年产 2.5 万吨 PVA、PLA、PBAT、PBS 生物基新型膜	—	2.5
安徽颖美科技股份有限公司	生产技改	3100	1

资料来源：各政府网站

6.2.4　宿州市生物基材料产业发展状况

宿州市积极响应国家发展改革委关于发展生物基新材料的相关政策，将其列为“十四五”规划的重要内容，践行“绿水青山就是金山银山”的理念，大力发展绿色、环保事业，生物基可降解聚酯等绿色产品作为推行绿色发展的需要同样受到当地政府的重视。生物基产业既是当地传统优势产业中煤电化工领域转型升级的发展方向，也是壮大战略性新兴产业的要求。宿州市积极参与长三角区域价值链产业分工，抓住长三角一体化发展的战略机遇，瞄准长三角开展产业技术双承接，积极促进生物基新材料产业的发展。

宿州市江河生物科技有限公司位于安徽省宿州市宿马园区，注册资金为 3000 万元。公司业务涵盖了生物基材料的生产、开发、销售，新材料的技术开发，环保专用设备的生产，工业酵素的开发，染料的销售，食品添加剂销售，食品生产。

宿州康燃生物科技有限公司成立于 2021 年，注册地位于安徽省宿州市埇桥区，注册资本为 500 万元。公司主要业务包括生物能源技术服务、生物燃料的生产、生物质液体燃料的设备销售、生物原料的销售、非食用植物油销售、非电力家用器具销售。

6.2.5　淮北市生物基材料产业发展状况

淮北市大力发展的生物基材料产业主要为"四基一高一大"产业（即碳基、铝基、硅基、生物基、高端装备制造、大数据产业）。在"十三五"期间，包括以上产业在内的战略性新兴产业的发展成果斐然，产值年均增长 14.7%，占规上工业产值比重达到 22.5%。淮北市于其"十四五"规划中提出，要围绕"四基一高一大"新兴产业，打通产业链，构建大循环，初步形成碳基、铝基、硅基、生物基三千亿的"四基"板块规模，成为推动淮北市经济高质量发展的中坚力量。

淮北市生物基材料产业重点在生物制药等下游领域。淮北市"十四五"规划明确提出：不断壮大华润金蟾、科宝生物、完美生物、龙溪生物等生物制药企业，强化关键技术攻关，突出打造自主品牌，发展壮大中成药、中药保健品、生物蛋白肽等产品。积极发展生物制品和生物农业，发展柠檬酸、苹果酸、富马酸等食品、医药、化妆品添加剂或助剂产品。促进医学、医疗、医药"三医"融合，培育发展高性能医疗器械、体外诊断产品及生物医用材料，加快英科医疗高端防护用品产业园、相山区大健康产业园等建设。到 2025 年，生物基产业进一步做强，建设长三角重要的大健康产业基地。

安徽华润金蟾药业股份有限公司注册地为安徽省淮北市经济开发区，注册资本 1.66 亿元。公司主营中药制剂、中药配方颗粒、中药饮片加工制造、中药材种植与养殖，是一家现代化制药企业。公司承载华润三九中药抗肿瘤药和中药配方颗粒两大核心产品的生产任务，是华润三九集团的四大核心生产基地之一。华蟾素系列为国家中药秘密保护品种，系国内首创、独家生产；中药配方颗粒为国家最早批准的试点产品，国内首家实现智能制造。公司被授予国家高新技术企业、安徽省医药生产骨干企业等荣誉称号，先后建立了 5 个国家级、省级研究中心，荣获 30 余项国家和省级荣誉称号以及国家和省市科技奖项；获得授权发明专利 21 件，系华润三九内首个国家级绿色工厂，2020 年公司质量检测中心获得 CNAS 实验室认可证书。

安徽科宝生物工程有限公司成立于 2006 年 8 月 28 日，注册地位于安徽省淮北市烈山区刘庄工业园，总投资 7500 多万元，建有标准车间、仓库、科研中心、检验室、办公楼及其他附属设施总计 1.7 万平方米。公司的主营业务包括生产原料药（人工牛黄、硫酸软骨素、去氢胆酸、胆酸钠、鹅去氧胆酸、脑蛋白水解物）、中药材提取物（水牛角浓缩粉）、中药饮片（猪胆粉）、其他（牛胆粉、胆酸、猪去氧胆酸、胆固醇、胆红素、去氧胆酸）。

完美（淮北）生物科技开发有限公司成立于 2017 年 3 月，注册地位于安徽省淮北市相山经济开发区，注册资本 2000 万美元，主要从事保健食品、植物萃取物的研发、生产、加工、销售，植物萃取技术、酵素技术的咨询、技术转让、技术服务、技术推广，文化体育用品、日用百货、保健用品、厨房用具、家用电器、服装服饰、玩具、工艺饰品的批发、零售。

淮北龙溪生物科技有限公司成立于 2017 年 10 月 23 日，注册地位于淮北市临涣工业园，注册资本 1000 万元。公司主要经营范围包括精细化工和医药中间体的研发、加工、生产和销售，食品添加剂、饲料添加剂、高分子材料、包装材料、机械设备及配件的销售，生物技术、医药技术的研发与技术转让、技术咨询及技术服务，自营和代理各类商品和技术的进出口业务。公司拥有现代化实验室、中试车间和 4 个 3000 平方米的生产车间，拥有完善的质检中心，并配备了进口的气相、液相色谱、旋光仪、水分测定仪、熔点测定仪以及各类化学分析仪。

另外，淮北市还在推动建设安徽科宝生物工程有限公司国际生物基科创产业园项目，总投资 22000 万元，总计建筑面积约 5 万平方米，建设胆固醇、胆红素、胆粉、胆酸等生产线。

6.2.6 铜陵市生物基材料产业发展状况

铜陵市"十四五"规划中提出要发展壮大战略性新兴产业，前瞻布局一批战略前沿材料，将生物基作为发展新材料产业的重要任务之一。加快生物基新材料产业融合化、集群化和生态化发展，构建"专项—工程—基地—集群"梯级推进格局。

铜陵市生物基产业在秸秆利用方面较有特色。代表公司为中科皖业（铜陵）有限公司，坐落在安徽省铜陵市城郊普济圩农庄中科工业园，成立于 2020 年 5 月，主要致力于开发、生产和销售生物基新材料。目前已建成年收储处理秸秆 2 万吨的生产线，公司年产能可达到高纯度木素 6000 吨、纤维素 5000 吨、半纤维素 9000 吨。公司利用中科大木质素的高效解聚技术，取代常规的高污染酸、碱、离子法等方法，对木质素、纤维素和半纤维素进行分离。其中，木素可作为可降解塑料、混凝土减水剂，可用于生产各种功能性肥料、杀虫剂等；纤维素可用于生产纸浆、燃料乙醇；半纤维素可生产糠醛、木糖等。铜陵市农业农村局有关负责人表明，日后将持续按照"秸秆综合利用"的发展思路，大力支持秸秆资源开发利用，推进农作物秸秆的多方位综合使用，充分发挥秸秆绿色工业示范园区作用，加强秸秆的综合利用和工业利用，从而推动农业的可持续发展。

6.3 安徽省生物基材料产业发展 SWOT 分析

6.3.1 优势分析

（一）产业发展基础好

安徽省近年来在科技创新政策的指导下，依托自身的优势，大力发展生物基新材料工业，支持生物基新型仿生结构材料、生物基高分子材料、生物基助剂、生物基复合材料、天然生物材料的创新应用及产业化应用。生物基材料产业规模快速扩大，产业集群作用初见端倪，区域创新能力不断提升。目前，安徽省以蚌埠为代表，已形成具有国际竞争力的产业集群，其中的标志性企业有丰原集团、中粮生化、雪郎科技、中粮格拉特、天润公司、绿朋实业；L-乳酸、柠檬酸、D-乳酸、聚乳酸纤维、聚丁二酸丁二醇酯、塑木复合材料等产品在我国占有很大的市场份额；聚乳酸（PLA）、聚丁二酸丁二醇酯（PBS）、聚呋喃二甲酸乙二醇酯（PEF）、热塑性复合材料、柠檬酸（苹果酸）酯增塑剂等众多产品的技术研发和创新取得一定的成效，规模化生产线已经建成，特色鲜明的产业链初步构建。

（二）原材料资源得天独厚

安徽省位于中国华东腹地，毗邻长江，具有显著的地理优势、丰富的农业资源和强大的农业生产能力，是典型的农业大省。安徽省盛产小麦、水稻、红薯、棉花、玉米、大豆等农作物，在农业生产过程中会产生秸秆、稻草、废弃木材等，它们均是生物基原材料。安徽省拥有 1.3 亿亩的土地用于农作物种植，其中 75% 以上的土地用于粮食耕作，粮食年产量可达 4000 万吨，常年居于全国前列。大宗经济作物主要有油菜、棉花、蔬菜等，粮食作物主要为有小麦、稻谷、玉米、大豆、薯类和其他旱粮，其中小麦全年播种约 4200 万亩，产量超过 1600 万吨；水稻种植面积达 3700 万亩，产量达 1500 万吨；玉米种植面积超过 180 万亩，产量超过 600 万吨；黄豆种植面积约 900 万亩，产量可达 90 万吨。安徽省 2021 年粮食播种面积约为 10964.4 万亩，总产量达到 817.52 亿公斤，达到历史高点，同比增长 13.72 亿公斤，占全国增量的 5.1%，位列全国第四，实现了"十八连丰"。安徽省在农产品生产和加工方面优势明显，既可以借助自身资源发展生物基材料产业，也可以依托相邻省市的原料资源扩大生物基材料生产。

在我国经济和社会战略转型的关键时刻，要把握国际国内消费升级、产业转型、制造业转型升级的大好时机，重点扶持和发展生物基材料工业，努力实现关键技术突破、科技成果转移转化、上下游协同发展，促进安徽省制造业高质量发展，加快建设制造业强省。

6.3.2　劣势分析

（一）核心技术缺乏，创新能力不足

生物基材料新产品从研发到应用周期长、难度大。由于安徽生物基材料产业起步较晚，技术研发以跟踪国外技术为主，我国的核心技术、设备和技术水平与国外存在一定差距，龙头企业实力不够强大。从整体上看，我国的生物基材料产业发展还处在创新的初期阶段，需要不断地提高自身的技术水平，并不断地消化吸收国外的先进技术。

（二）产业化基础薄弱，上下游产业链尚未形成

目前，我国的生物基材料产业链主要集中在 L-乳酸和其他单体的生产中，下游产业链的深加工企业数量较少。总体而言，整个产业链缺乏规模化生物基材料构建的终端用户和生产性服务企业；产业链上、中、下游企业尚未形成较为完整的有机联动机制，缺乏有效衔接，整个产业仍处于"有技术缺规模"的局面。

（三）特色产品生产成本高，市场竞争力不强

当前，生物基材料产业的特色产品市场竞争力还有待增强，如安徽省蚌埠市龙头企业丰

原集团所合成的聚乳酸聚合度不够，分子量不够高，生产成本较高，综合性能仍待提高。聚乳酸纤维生产成本高、产品市场竞争力不强，"三个替代"（原料替代、过程替代、产品替代）任务艰巨，任重道远。将开展聚乳酸塑料改性研究，如何将产品生产成本控制在合理范围内，已成为当前生物基材料产业化的一个关键问题。

6.3.3 机遇分析

（一）环境形势迫在眉睫

2020年，全球一次能源消费量达到556.63艾焦，较2010年增长10.14%，较2000年增加40.11%。除2020年因疫情出现大幅回落外，全球一次能源消耗总量近20年保持2%的年均增长率。中国是世界上一次性能源消耗最多的国家，2020年中国的一次性能源消耗就达到145.46万亿焦耳，同比增长2.4%；同时，中国单位GDP的耗能量也位居世界前列，依赖能源消耗促进经济增长的方式已经对资源、环境造成越来越大的压力。我国经济已由高速增长阶段转向高质量发展阶段，在生态环境方面，主要体现在由高排放、高污染向循环、环保的经济转型。

生物基材料替代不可降解、不可再生、对环境造成严重污染的石油类塑料已成为当今世界新材料发展的一个主要趋势。目前，生物基材料在服装、家居、户外、工业等方面得到了广泛的应用，未来生物基纤维有望在各个应用领域有效替代传统石油基纤维材料。当前，我国生物基材料年均增长率约为20%，已进入工业化、规模化、产业化阶段，尤其是聚乳酸（PLA）、聚丁二酸丁二醇酯（PBS）等高分子材料的工业化应用取得了较大进展，生物基新材料在包装材料、一次性餐具、购物袋、婴儿尿布、农膜、纺织材料、人体组织修复材料等方面也已实现广泛应用，并且得到了世界各国的广泛认同。

（二）产业前景广阔无比

欧洲生物塑料协会的最新数据表明，2021年，世界范围内的生物基高分子的生产能力达到241.7万吨，到2025年将保持年均增长287万吨的提升速度。在这些塑料中，可降解的塑料（PBAT、PBS、PLA、PHA、淀粉基降解塑料和其他生物降解塑料）达120万吨，占58.1%。到2025年，世界范围内可降解塑料的年生产能力将达180万吨，年复合增长率为2.7%。目前，国内对生物基材料的需求已超过1800万吨，具有很大的市场空间。

（三）产业政策大力支持

早在2008年6月，全国生物基材料及降解制品标准化技术委员会（SAC/TC380）获批设立。2012年5月，科学技术部发布了《生物基材料产业科技发展"十二五"专项规划》，并对生物基材料相关技术、产业、标准、平台、人才和企业发展等问题进行了详细描述和目标设定。同年，《"十二五"国家战略性新兴产业发展规划》公布，把生物产业列为国家重点发展的七大战略性新兴产业。2016年国务院发布《"十三五"国家战略性新兴产业发展规划》，大力推进生物基原料、生物基聚氨酯、生物尼龙、生物橡胶、微生物多糖等生物基原料产业链条化、集聚化、规模化发展，提升氨基酸、维生素等大宗发酵产品自主创新能力和发展水平。2021年生物基、生物可降解材料入选国家"十四五"规划重点研发计划。2021

年安徽省印发了《支持生物基新材料产业发展若干政策》，指出了以聚乳酸为代表的新型生物基新材料工业的发展方向。早在 2018 年 11 月，随着长三角地区一体化上升为国家战略，安徽省积极参与长三角地区的产业转移，走上区域经济一体化的"快车道"，带动相关产业发展，这对于安徽省来说无疑是一次难得的发展机遇。为了抓住这一重要战略机遇，安徽省各地市以丰富的生物基原材料资源优势，建成一批具有鲜明特色的生物基材料产业基地。

6.3.4　威胁分析

（一）标准体系不够健全，政策扶持还需加强

我国的生物基材料行业起步比较晚，很多产品还没有形成规范，行业标准还有待进一步完善。当前安徽省及蚌埠市还没有形成生物基材料产品优先采购、政策补贴、税收优惠等专项扶持政策体系，成本问题让企业难以投入更多资金进行研发，导致产品品质不高，市场占有率低。产业化项目孵化、风险投资机制、中介服务、产品标准和评价体系尚不健全。

（二）融资方式单一，金融服务有待提高

安徽省某些地市金融业发展相对滞后，银行、证券、保险等金融机构数量少，资产规模小。而金融生态基础薄弱也导致目前生物基材料相关企业的融资缺口较大，且融资方式较为单一，金融服务体系有待进一步完善，现有金融信贷和传统投融资模式需改革创新。

第7章 安徽省生物基材料产业龙头企业代表分析

7.1 中粮生物科技现状分析

7.1.1 中粮生物科技股份有限公司概况

中粮生物科技股份有限公司是从中粮集团玉米加工事业部发展而来的。中粮生物科技20世纪90年代初在东北地区发展，并于2005年11月成立了中粮集团玉米加工事业部。中粮玉米加工产业在全国经济飞速发展的今天，发展势头迅猛，逐渐奠定了粮食加工领域的产业基础，并形成了以淀粉、燃料乙醇、淀粉糖、有机酸四大产业为主的一个企业集团。2016年7月，中粮生化专业化平台在集团公司国企改制试点计划的基础上正式建立。中粮生化上市公司于2018年11月完成了资产整合（中粮生化，股票代码000930）。公司于2019年正式改名为中粮科技。

（一）2005—2010年"十一五"时期的快速发展、巅峰之路

中粮集团于2005年收购华润集团的玉米深加工业务，并于12月份正式组建了中粮集团玉米加工事业部，该事业部由黑龙江华润酒精有限公司、吉林华润生化股份有限公司组成。至此，中粮集团已经形成了一个较为完善的玉米深加工企业。

2006年8月，为了适应公司的经营需要，公司将玉米加工事业部名称变更为生化能源事业部。

2006年到2007年，先后开工建设了广西中粮生物质能源有限公司、中粮生化能源（公主岭）有限公司、中粮生化能源（榆树）有限公司、中粮生化能源（衡水）有限公司。

中国粮油控股有限公司于2007年在香港上市，并将生化能源事业部划分到中国粮油。同时，公司将安徽丰原生物化学股份有限公司和中谷天科（天津）生物工程有限公司划归事业部管理。

2008年年末，华润生化进行了重组，并将其下属的黄龙食品工业有限公司、吉林华润生化包装有限公司（后更名为吉林中粮生化包装有限公司）转为直接由事业部管理。2008年，该事业部总资产超过150亿元，营业收入超过100亿元，实现了超过5亿元的利润。

中国粮油于2009年7月收购了上海融氏生物科技有限公司，并更名为中粮融氏生物科技有限公司，将其划入事业部管理；同时，中谷天科（天津）生物工程有限公司更名为中粮天科生物工程（天津）有限公司。公司事业部整体业绩进一步提升，实现了超过9亿元的利润，业务步入稳步发展的轨道。

2010 年，生化能源事业部陆续建设了中粮生化能源（龙江）有限公司、武汉中粮食品科技有限公司、成都产业园淀粉糖项目，该事业部下属企业有 15 家。至此，公司总资产已增至 161 亿元，营业收入 147 亿元，总利润达到 11.3 亿元，迈入中粮集团"十亿元俱乐部"，实现了其发展历史上的首次高峰。

（二）2011—2015 年"十二五"时期的冲高回落、攻坚克难之路

2011 年，公司实现了 12 亿元的利润，创下了历史新高。

2012 年，公司的总资产超过 197 亿元，营业收入达到 199 亿元，创下来有史以来的最高纪录。

2013 年，为使业务聚焦、专业集中，集团党组决定分别成立生物化工事业部、生物能源事业部，中粮生化业务在短短 3 年内走出了自己的发展道路。

生物化工事业部：面临全球经济不景气，国内市场低迷；面对东北地区的托市，原料价格上涨的政策环境；面临产能过剩、价格恶性竞争的大环境；在东北地区同行业普遍亏损停产的情况下，在全体员工的共同努力下，连续 3 年实现了盈利。

生物能源事业部：在油价疯狂下跌的巨大压力下，虽然全体员工倾其所有努力工作，但业绩却一直下滑。2015 年面临了 2007 年以来的第一次亏损。

（三）2016—2020 年"十三五"时期资产整合、再踏新途之路

2016 年，生物化工事业部与生物能源事业部重组。中粮生化是中国最大的玉米深加工业务平台，它的实际加工量每年 700 万吨，是中国最大的果糖、淀粉、燃料乙醇生产企业。

2018 年是一个划时代的年份。中粮生化直接管理马鞍山生化、固镇油脂、宿州生化、泰国生化，公司投入运营沫河口分厂；同时，销售总公司成立，中粮生化运营的下属企业多达 22 家。中粮生化顺利完成"百合项目"的资产整合，并完成发行股票购买资产项目，在深圳证券交易所上市，新增股份 8.83 亿股。

2019 年公司更名为"中粮科技"。

7.1.2　中粮生物科技股份有限公司主要财务指标

公司资产于 2018 年完成整合，从调整后的数据来看，2017—2020 年总体营业收入持续稳定增长，2019 年营业收入为 194.72 亿元，同比增长 9.99%。2020 年营业收入 199.09 亿元。归母净利润近三年来稳步增长，2018 年实现 4.83 亿元，2019 年实现 5.93 亿元，2020 实现 5.93 亿元，公司盈利能力逐步提高（详见表 7-1 所列）。

表 7-1　中粮生物科技股份有限公司盈利能力主要指标

年　份	2017	2018	2019	2020
营业收入（亿元）	158.92	177.04	194.72	199.09
毛利率（%）	15.45	16.38	14.05	10.46
净利润（亿元）	9.63	5.17	5.59	6.28
归母净利润（亿元）	9.29	4.83	5.93	5.93

资料来源：中粮生物科技股份有限公司各年年报

2020 年，中粮生物科技股份有限公司实现总资产 204.8 亿元，较 2018、2019 年均有所增长。其中资产负债率为 47.27％，流动比率为 1.06％（详见表 7-2 所列）。

表 7-2　中粮生物科技股份有限公司偿债能力主要指标

年　份	2017	2018	2019	2020
总资产（亿元）	216.33	202.87	171.56	204.84
总负债（亿元）	156.77	106.42	69.54	96.83
资产负债率（％）	72.47	52.45	40.53	47.27
流动比率（％）	0.70	0.96	1.03	1.06

资料来源：中粮生物科技股份有限公司各年年报

2020 年，中粮生物科技股份有限公司的营业总收入较上年同期增长 2.25％，归属净利润较上年同期增加 0.05％，扣非净利润同比增长 28.65％（详见表 7-3 所列）。

表 7-3　中粮生物科技股份有限公司成长能力主要指标

年　份	2017	2018	2019	2020
营业总收入同比增长（％）	183.61	11.40	9.99	2.25
归属净利润同比增长（％）	631.28	−48.02	22.73	0.05
扣非净利润同比增长（％）	−88.15	4160.40	20.61	28.65

资料来源：中粮生物科技股份有限公司各年年报

7.1.3　中粮生物科技股份有限公司的优劣势分析

（一）公司发展的优势

第一，公司是国内最大的酒精生产企业之一，生产的主要产品有车用燃料乙醇、食用酒精、无水乙醇、医用酒精、消毒液等。根据国家粮油信息中心的统计，2020 年，我国燃料乙醇的生产总量达到了 274 万吨，同比下降 3.5％，根据公司 2020 年 12 月份的资料，公司燃料乙醇的国内市场份额已超过 40％，是国内燃料乙醇行业的绝对领导者。

第二，公司盈利能力较强，在玉米原料价格上涨的大环境下，利润空间稳定。由于玉米库存的增加和加工需求的不断提升，玉米的价格从 2017 年的 1500 元/吨开始持续上涨，期现货价格上涨幅度约为 90％，每吨上涨单价超过 1400 元，到 2021 年，玉米现货的单价最高曾达到 3000 元/吨。根据农业农村部市场预警专家委员会的统计，2021 年加工玉米消费量高达 18500 万吨，它的需求主要为饲用消费和工业消费，与上年同期相比增长了 6.32％，拉动消费需求与上年同期相比增长了 3.90％，也加大了产量和需求之间的差距。工业消费需求必须承担起玉米原材料涨价的压力，公司生产的燃料乙醇以玉米为主要原料。在此背景下，2019 年公司燃料乙醇及其副产品的营业收入达到 93.02 亿元，与上年同期相比增长 13.79％；2020 年营业收入达到 96.18 亿元，与上年同期相比增长 3.40％。从公司营业收入可以看出，虽然玉米价格不断攀升，但是公司依然保持相对稳定的利润，并且发展空间较大。

成本不断降低是公司盈利能力不断优化的重要因素。公司在玉米原料价格不断攀升的过程中，具备如下的优势：一是技术的多元化。更快地发展非玉米粮食、非粮燃料乙醇的工艺，促进原料的多样化利用。公司已全面掌握各种原料的燃料乙醇生产工艺。公司现有的燃料乙醇的原料有水稻、小麦、玉米、木薯，以及国家储备的不可食用陈化粮等。在 2019 年，公司采购陈水稻和陈小麦的数量有所增加。二是生产的柔性化。具有灵活的生产工艺和生产流程，动态调整生产计划，满足市场对乙醇产品的需要。公司所属酒精厂的酒精设备能够按照生产进度灵活地进行多品种产品的生产，主要有车用燃料乙醇、食用酒精、无水乙醇、医用酒精和消毒液等。例如，在 2020 年，该公司已将多条生产线改造成了无菌酒精生产线，从而有效地解决了全国范围内无菌酒精供应紧张的问题。三是多渠道采购。采用各种方法进行采购费用的控制。主要包括：统一采购平台，扩大优质原料采购范围，通过订单种植控制上游原料资源，与国内外企业开展原料种植，多区域、多渠道原料采购等。同时，公司背后是中粮，负责国家粮食安全，具有丰富的粮食交易渠道，可以为企业的采购需求提供支持。为了保证成本较低，公司的燃料乙醇销售受到了较大的国际原油价格下跌的冲击，但是在原油价格上升时，公司的销售得到了较大的收益。

第三，公司今后的燃料乙醇业务发展将会继续保持良好的发展势头。一是燃料乙醇行业得到政策的支持，有利于公司不断提升市场占有率。我国在推广燃料乙醇时，主要考虑 3 个因素，分别是减少石油对外依赖、减少有害物质和控制粮食市场。从 2000 年起，我国的燃料乙醇工业发展迅速，2017 年，由于国内玉米库存持续偏高，对燃料乙醇的调控力度加大。《关于扩大生物燃料乙醇生产和推广使用车用乙醇汽油的实施方案》中提出，"到 2020 年，我国将基本实现汽车用乙醇汽油的覆盖"，而到了 2018 年，全国的总产能只有 300 多万吨；2019 年年末，国家发改委和国家能源局联合召开了一次会议，将国家范围内的推广方案调整为"鼓励但不强制"；2020 年，受国外疫情及政治因素影响，油价大幅下跌，国内玉米价格持续走高，产业发展的驱动因素与 2017 年有了很大的改变。白皮书《新时代的中国能源发展》于 2020 年 12 月发表，提出"不与人争粮、不与粮争地"，严格限制燃料乙醇生产规模的扩大，提高产品质量，促进非粮生物液体燃料技术的产业化发展。鉴于我国目前 87% 的燃料乙醇原料是玉米，而《2021 年能源监管工作要点》中提出"大力扶持发展生物液体燃料，加强对乙醇汽油的监管"，燃料乙醇产业的发展方向也将从扩大产能转为技术升级，从而进一步提高市场份额。二是在"碳中和"背景下，燃料乙醇地位显著。燃料乙醇是一种可再生的、清洁的高辛烷值燃料，满足了"碳中和"时期交通运输的需要。自从"碳中和"发展战略提出后，氢能一直是人们关注的焦点，因为它燃烧只会产生水，而且比乙醇燃料更有优势。但是，在我国的发展过程中，存在着许多亟待解决的问题，分别是：我国氢能产业的发展缺乏国家层面的顶层规划；标准体系不完善；监管体系需要理顺；支持政策体系有待建立；关键核心技术还存在不少短板；氢能基础设施尚处于起步阶段等。在国内普遍推行氢能燃料之前，中粮公司的燃料乙醇业务将继续从"碳中和"的社会需求中获益。

（二）公司面临的问题

公司今后的发展将面临如下风险：一是国际油价和国内油价的不稳定。二是中美贸易协定的签订，增加了农产品的进口，对玉米（高粱、大麦）、燃料乙醇、酒糟蛋白饲料

（DDGS）的进口产生了不确定因素。三是新冠肺炎疫情，对原料、生产、物流、市场需求等各方面都有一定的影响。

7.1.4 中粮生物科技股份有限公司投资状况分析

中粮生物科技股份有限公司旗下拥有马鞍山中粮生物化学有限公司、安徽中粮油脂有限公司两大子公司。马鞍山中粮生物化学有限公司经营范围主要为食品及食品添加剂、饲料添加剂、单一饲料的生产和销售，以及研发生物工程，生产、销售非危险品的有机酸和其他生化制品，生产和销售淀粉及淀粉制品，制造和安装化工设备，收购玉米，自营、代理各类进出口业务，销售预包装食品和散装食品等，佣金代理（拍卖除外），从事淀粉领域内的技术咨询、技术开发、技术服务。安徽中粮油脂有限公司主要从事食用植物油（全精炼、半精炼）的生产和销售；预包装食品、散装食品、乳制品批发、零售（不包括婴儿配方奶）；专业从事各类吹塑成型的瓶装和包装，物流服务；氮气等食品添加剂的制造与销售；相关仓储业务，本企业生产所需要的辅助材料、仪器、机械设备及相关技术的进出口；厂房出租；植物栽培（花生）；技术开发。

中粮生物科技股份有限公司投资状况见表 7-4 所列。

表 7-4 中粮生物科技股份有限公司投资状况

公司名称	参股关系	参股比例（％）	投资金额
马鞍山中粮生物化学有限公司	控股子公司	70	9427.40 万元
安徽中粮油脂有限公司	控股子公司	100	2.17 亿元

资料来源：中粮生物科技股份有限公司 2020 年年报

7.1.5 地方政府财政补贴和相关支持

2020 年，政府对中粮生物科技股份有限公司的补助主要在拆迁、人员安置、财政贴息、研发项目、环保项目等方面，总补助金额共 2.41 亿元，其中拆迁补助与人员安置补助金额较高，分别为 0.54 亿元和 0.83 亿元。

2020 年政府补助基本情况见表 7-5 所列。

表 7-5 2020 年政府补助基本情况　　　　　　　　　　　　　　（单位：亿元）

种　类	金　额	列报项目	计入当期损益的金额
拆迁补助	0.54	其他收益、专项应付款	0.26
人员安置补助资金	0.83	其他收益	0.83
财政贴息	0.2	财务费用、递延收益	0.17
研发项目补助	0.16	递延收益、其他收益、专项应付款、研发费用	0.42
环保项目补助	0.01	其他收益、递延收益	0.01
其他	0.67	递延收益、其他收益、专项应付款	0.55
合计	2.41		2.24

资料来源：中粮生物科技股份有限公司 2020 年年报

7.2　安徽丰原集团现状分析

7.2.1　安徽丰原集团公司概况

安徽丰原集团长期扎根蚌埠，是全国最大的农产品加工企业和蚌埠生物基新材料发展的领军企业，是国内生物化工、能源、制药等领域的大型科技企业，也是国家级创新型企业、国家科技兴贸创新基地和国家级高新技术企业。丰原集团组建了聚乳酸工程技术开发中心，掌握了乳酸发酵、提取、聚合及下游聚乳酸纤维与聚乳酸塑料产品的全产业链技术，并在该领域取得了突破性进展。公司还投资了 2000 吨/年的聚乳酸纤维产业化示范生产线，开发了短线、细旦纤维、烟用丝束、塑料制品，试制了 T 恤衫、袜子、无纺布、塑料袋、降解塑料餐具等产品，其中一些产品已供应江浙地区的制衣企业。公司成立于 1981 年，前身是蚌埠柠檬酸厂，1997 年改为安徽丰原生物化学集团有限公司，1999 年又改为安徽丰原集团有限公司，形成了全国范围内规模较大的工业企业。2006 年 12 月，丰原集团将其持有的丰原生化 2 亿股份以 5 元/股的价格转让给中粮集团。2009 年 7 月，根据《关于国有高新技术企业开展股权激励试点工作指导意见的通知》（国办发〔2002〕48 号）等有关政策规定，并经蚌埠市政府批复同意（蚌政秘〔2009〕88 号），丰原集团实施改制，并引入蚌埠银河生物科技股份有限公司、海南第一投资控股有限公司和新华信托股份有限公司等 3 家战略投资者成为丰原集团新股东，更名为安徽丰原集团控股有限公司。2010 年 9 月，公司又更名为安徽丰原集团有限公司。现股权构成为：蚌埠银河生物科技股份有限公司占 70.238%，蚌埠投资集团有限公司占 29.762%（如图 7 - 1 所示）。

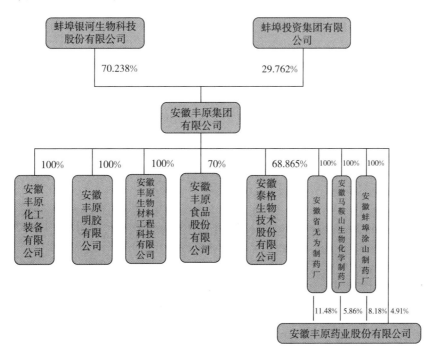

图 7 - 1　丰原集团股权情况

丰原集团多年来立足主业，主要业务有药品生产、生化制品制造、进出口贸易、装备制造及销售等。丰原集团现控股与参股企业有丰原药业、山东地矿、泰格生物、丰原明胶、丰原生物、丰原食品、丰原化工装备等公司，拥有发酵技术国家工程研究中心、国家级医药研发企业技术中心 2 个科技创新平台。

安徽丰原药业股份有限公司是丰原集团医药板块的一家上市公司，也是安徽省首家医药类上市公司。公司集医药研发、生产、销售于一体，是全国重点高新技术企业，也是中国医药工业百强企业，主要经营生物制药、化学制药、中成药、中药饮片、原料药 5 大领域，涵盖解热镇痛、妇儿、神经系统、心血管系统、泌尿系统、营养类、抗生素类等 7 大类、10 多个剂型、300 多个品种，拥有多个国家一、二类新药品种和多项产品自主知识产权，连锁药房近 500 家。

7.2.2 安徽丰原集团主要财务指标

考虑到数据的可得性，以下分析安徽丰原集团有限公司的参股上市公司安徽丰原药业股份有限公司（以下简称丰原药业）的财务数据（详见表 7-6 所列）。

表 7-6 丰原药业的主要财务指标

项目分类	主要指标	2018 年	2019 年	2020 年
资本结构	股东权益比率（%）	42.95	37.28	39.82
盈利能力	主营业务毛利率（%）	38.94	37.98	34.70
	总资产利润率（%）	3.22	3.65	—
	加权平均净资产收益率（%）	—	6.19	7.57
偿债能力	EBITDA	4.01	4.27	4.53
	流动比率（倍）	0.97	0.85	0.84
	资产负债率（%）	57.05	62.72	60.18

资料来源：丰原药业公司年报、年度财务决算报告

资本结构方面：2018—2020 年丰原药业股东权益比例分别为 42.95%、37.28%、39.82%。通常，如果公司的股权比例太低，则说明公司债务过多，从而会降低公司对外部冲击的抵抗力；而股权比例偏高，则是指公司不能有效地运用财务杠杆来进行业务扩张。丰原药业股东权益比例在 40% 左右，表明资本结构相对合理。

盈利能力方面：2018—2020 年丰原药业主营业务毛利率分别为 38.94%、37.98%、34.70%。截至 2020 年 12 月 31 日，丰原药业的加权平均净资产收益率为 7.57%，较上年的 6.19% 增加了 1.38%。

偿债能力方面：偿债能力可分为短期偿债和长期偿债，其中以资产负债率作为衡量长期偿还债务能力的指标，而流动比率则是衡量短期偿还债务能力的指标。根据经验，流动比率一般认为分别为 2 比较合适，而 2018—2020 年丰原药业的流动比率分别为 0.97、0.85、0.84，说明集团的短期偿债能力可能较弱。一般而言，较低的资产负债率表明公司的长期债

务能力较强，丰原药业资产负债率在 60％ 左右，负债比率合理且稳定，表明长期偿债能力稳定有保障。

总体来说，丰原药业资产负债结构处在合理区间，尚有增加杠杆的空间；虽然短期偿债能力指标暂时较低，但随着项目的投产盈利，在不久的将来，短期偿债能力将得到极大改善；集团整体的长期偿债能力稳定可观；近期国内外投资比较活跃，融资需求较大，可能存在一定的资金缺口。

7.2.3　安徽丰原集团优劣势分析

安徽丰原作为第一个从事生物发酵技术的高科技企业，其技术创新、数字转型或将为公司的业绩带来新的动力。丰原集团利用世界领先的生物发酵技术和化工分离提取技术，将玉米、大豆、小麦、花生等作为原材料，从事生化、制药、食品、油脂加工等产品的生产经营。近几年，丰原公司积极响应创新的号召，以科技创新为核心，在生物发酵生产和化工制药等方面取得了令人鼓舞的成绩。

生物发酵工程技术方面，丰原公司拥有两大科技创新平台，已完成多项国家科技攻关项目，获得了 500 多项发明专利和 170 多项关键技术发明专利，包括有机酸、氨基酸、维生素、生物新材料、淀粉糖、医药原料及中间体，以及玉米加工副产品等，覆盖生物化工、生物医药、生物新材料、食品等多个领域。在聚乳酸领域，世界上最大的聚乳酸产品制造商是美国嘉吉公司、荷兰普瑞克公司、安徽丰原公司。丰原公司在过去 20 多年的研发中，积极构筑了聚乳酸的产业链，发展了生物化工和生物材料产业。丰原公司目前已经掌握了乳酸菌种的制备、发酵、提取、聚合、环保纤维、环保塑料等 6 大关键技术，同时获得 30 余项关键技术，并成功地解决了产品的成本和性能问题，是目前国内仅有的以谷物、稻草等为原料，生产聚乳酸切片、聚乳酸下游纤维及聚酯产品的完整产业链。数字化升级方面，丰原与京东公司签订了一份战略合作协议。双方将在以下 2 个方面进行深入的合作：推广销售、采购和供应链管理，携手探索"从产到销"的高科技企业数字化运营链。丰原集团与京东公司的合作，将会在食品采购和聚乳酸销售渠道上进行，并与聚乳酸下游产品进行深度合作。丰原集团将在京东开设丰原京东旗舰店，通过京东的企业服务，触及广大消费者，并触达全国各地的采购需求。丰原公司生产的聚乳酸工业产品，将与生产企业的用户进行数字链接，并通过京东产业平台，极大地提升了产品的流通效率。与此同时，京东的企业也将充分利用其产业链的优势，帮助丰原集团切入下游的产品开发中。除了产品的销售，丰原集团还将利用京东的智能采购平台，与京东的产品和服务进行全面的对接，以满足丰原集团在市场营销、办公用品、员工福利、工业品采购等方面的需要。

7.2.4　安徽丰原集团投资状况分析

2020 年，安徽丰原集团在报告期投资额为 17990.26 万元，其中包括获取的重大股权为投资北京首发展天玑创业投资中心（有限合伙）；进行的重大非股权投资为年产 30000 吨赤薛糖醇、5000 吨谷氨酰胺项目以及腹膜透析液及多腔袋项目；金融资产投资包括电广传媒、郑州银行、青岛银行、劲胜智能、添富货币以及苏州银行（详见表7-7所列）。

表7-7 安徽丰原集团投资状况

投资状况	被投资公司/项目名称	投资方式	投资金额（单位：万元）	资金来源
股权投资情况	北京首发展天玑创业投资中心（有限合伙）	新设	2500	自有资金
非股权投资情况	年产30000吨赤藓糖醇、5000吨谷氨酰胺项目	自建	9744.05	自筹
	腹膜透析液及多腔袋项目	自建	997.17	自筹
金融资产投资	电广传媒	证券投资	34.60	自有资金
	郑州银行	证券投资	0.25	自有资金
	青岛银行	证券投资	0.23	自有资金
	劲胜智能	证券投资	278.48	自有资金
	添富货币	证券投资	209.24	自有资金
	苏州银行	证券投资	0.11	自有资金

资料来源：丰原药业2020年年度审计报告

7.2.5 地方政府财政补贴和相关支持

安徽丰原药业作为安徽丰原集团参股的上市公司，获得税收优惠，公司及全资子公司蚌埠丰原涂山制药有限公司、安徽丰原利康制药有限公司、马鞍山丰原制药有限公司、蚌埠丰原医药科技发展有限公司被认定为安徽省高新技术企业，并获得高新技术企业证书。根据《中华人民共和国企业所得税法》的相关规定，安徽丰原药业及全资子公司蚌埠丰原涂山制药有限公司、安徽丰原利康制药有限公司、马鞍山丰原制药有限公司自2020年1月1日起连续3年享受国家有关高新技术企业的优惠政策，子公司蚌埠丰原医药科技发展有限公司自2018年1月1日起连续3年享受国家有关高新技术企业相关的优惠政策，企业所得税按15％征收。

根据国家税务总局关于印发《跨地区经营汇总纳税企业所得税征收管理办法》的公告的相关规定，本公司（母公司）及其全资子公司安徽丰原大药房连锁有限公司均适合实行"统一计算、分级管理、就地预缴、汇总清算、财政调库"的企业所得税征收管理办法，同时获得政府奖励及补助22.90万元。

7.3 雪郎生物科技现状分析

7.3.1 安徽雪郎生物科技股份有限公司概况

安徽雪郎生物科技股份有限公司是一家以研发、生产、销售功能性食品添加剂和新型可降解材料的股份制高新技术企业。公司位于蚌埠市淮上区，主要从事苹果酸、富马酸及其原

料延伸产品的生产和销售，并集中精力进行生物基高分子材料的研发、生产、销售和技术
输出。

安徽雪郎生物科技股份有限公司是全球苹果酸主要供应商之一，已通过 ISO9000 质量
管理体系等认证，并在富马酸绿色化制造、苹果酸色度消减等主要工艺技术上取得较大突
破；同时，搭建完成了顺酐、苹果酸、富马酸等主打添加剂产品完整的结构链，建成年产
5000 吨生物基 L-苹果酸、年产 1 万吨富马酸、年产 1 万吨 L-天冬氨酸等产品生产线。与
此同时，安徽雪郎生物科技股份有限公司坚持通过科技进步，走绿色发展道路的理念，完成
了安徽省全生物降解新材料工程实验室筹建工作，多年来在通过自主研发不断提升功能添加
剂系列产品的质量及产量的同时，顺应国家绿色环保政策趋势，立足于生物降解树脂的产业
建设和创新，2020 年已开工建设年产 2 万吨聚丁二酸丁二醇酯（PBS）项目，并于 2021 年
正式投产。在上述功能性添加剂和降解材料的研发基础上，依托安徽绿色谷创客空间股份有
限公司的产业基础，打造绿色技术创新与服务产业信息一体化平台。同时在公司现有添加剂
和降解材料产业链基础上，同步建设葡醛内酯、乙酰丙酮等技改项目，延伸公司产业链，提
升公司盈利水平。公司目前已掌握苹果酸的绿色生产工艺、C4 二羧酸全生物合成工艺及可
降解材料的生产工艺，并取得了多项国家专利。

7.3.2　安徽雪郎生物科技股份有限公司主要财务指标

2020 年安徽雪郎生物科技股份有限公司营业收入达 3.39 亿元，较上年增加 0.7 亿元，
同比增长 26.02%。公司加强生产工艺提升技术改造，生产效果提升明显，生产的产品产量
增加明显，产品质量相对稳定，每一种产品的单位成本都在下降，营业毛利率同比有所提
升。2020 年净利润达到 1781.49 万元，较上年增加 993.40 万元，同比增长 126.05%，公司
盈利能力逐步增强（详见表 7-8 所列）。

表 7-8　安徽雪郎生物科技股份有限公司盈利能力主要指标

项目类别	2017 年	2018 年	2019 年	2020 年
营业收入（亿元）	2.76	3.16	2.69	3.39
毛利率（%）	15.60	12.91	16.92	17.49
净利润（万元）	611.31	560.25	788.09	1781.49
依据归属于挂牌公司股东的净利润计算加权平均净资产收益率（%）	2.25	2.05	2.83	5.46
依据归属于挂牌公司股东的扣除非经常性损益后的净利润计算加权平均净资产收益率（%）	1.49	−0.86	0.42	3.35
基本每股收益	0.05	0.04	0.06	0.13

资料来源：安徽雪郎生物科技股份有限公司各年年报

2020 年安徽雪郎生物科技股份有限公司总资产 6.94 亿元，同比上年增加 2.29 亿元。
利息保障倍数增加到 2.64，经营利润对利息支出的覆盖程度进一步提高（详见表 7-9 所
列）。

表 7 - 9　安徽雪郎生物科技股份有限公司债偿能力主要指标

项目类别	2017 年	2018 年	2019 年	2020 年
总资产（亿元）	4.60	4.59	4.65	6.94
总负债（亿元）	1.88	1.84	1.82	3.11
归属于挂牌公司股东的净资产（亿元）	2.72	2.75	2.83	3.83
资产负债率（%）	40.88	40.07	39.15	44.80
流动比率（%）	0.95	0.99	1.02	0.83
利息保障倍数	1.89	1.68	2.14	2.64

资料来源：安徽雪郎生物科技股份有限公司各年年报

2020 年，安徽雪郎生物科技股份有限公司的总资产增长率、营业收入增长率、净利润增长率等指标都得到了显著的提高，说明公司的经营状况良好，市场竞争力有了增强（详见表 7 - 10 所列）。

表 7 - 10　安徽雪郎生物科技股份有限公司成长能力主要指标

项目类别	2017 年	2018 年	2019 年	2020 年
总资产增长率（%）	3.20	−0.23	1.31	49.28
营业收入增长率（%）	27.23	14.5	−14.74	25.91
净利润增长率（%）	56.59	−8.35	40.67	126.05

资料来源：安徽雪郎生物科技股份有限公司各年年报

7.3.3　安徽雪郎生物科技股份有限公司的优劣势分析

安徽雪郎生物科技股份有限公司（下文简称"雪郎科技"）具有以下优势：一是公司定位优势。雪郎科技属于高新技术企业，拥有国际领先的苹果酸、富马酸、天门冬氨酸生产技术和产品，并不断通过产品原料自主供应优化、生产技术创新、产品质量优化及管理改革，在苹果酸等功能性添加剂领域树立了创新、专业、品质卓越的良好形象。二是人才优势。雪郎科技拥有卓越的技术研发团队，有教授、海归博士、硕士等高层次的管理队伍。同时，雪郎科技致力于创造良好的工作平台，注重高素质人才的引进和培养，创造良好的工作环境，通过有效的激励机制，激发人才工作中的积极性及创造力。目前，雪郎科技拥有 37 名研发人员，约占公司员工人数的 11.49%。三是技术体系优势。雪郎科技拥有自主知识产权的苹果酸绿色化生产技术、富马酸生物合成技术、一株双酶生物催化天门冬氨酸生产关键技术、C4 二羧酸全生物合成技术和生物降解材料生产等核心技术，其中一株双酶生物催化天门冬氨酸生产关键技术在国际上首家成功实现产业化，具有国际领先水平，极大提高了行业的生产技术水平和绿色化水平。四是成本优势。雪郎科技目前已基本形成"1+3"的战略产业布局，建设年产 5 万吨顺酐基础原料及能源供应平台，以顺酐为原料同时提供蒸汽，向下游发展苹果酸、富马酸、天门冬氨酸、PBS 结合的环保、节能、循环产业链。充分利用现有资源，进一步转化为高附加值产品，拉长产业链；同时实现资源合理、高效利用，增加企业的经济效益。五是产学研平台及企业研发平台优势。雪郎科技合作建立了北京理工大学-雪郎生物质工程技术研发中心，与西南大学联合建立安徽省苹果酸工程技术联合研究中心，独立组建安徽省企业技术中心和安徽省全生物降解新材料工程实验室，独资设立南京雪郎化工科技有限公司，发起并设立安徽绿色谷创客空间股份有限公司。六是环保优势。雪郎科技秉承绿色发展理念，坚持循环经济理念和"环境友好"的产业方向，实施清洁生产，走绿色化发展道路，设立全资子公司安徽雪郎生物基产业技术有限公司，计划建设年产 2 万吨全生物降解新材料产业化示范项目，为打造生物降解材料产业集群奠定基础。近年来国家对"限塑令"进一步调整，升级为"禁塑令"，为公司全生物降解材料的持续发展提供了稳定的保障。

尽管如此，雪郎科技也面临着一些不利因素：一是原材料价格波动。公司产品苹果酸的主要原材料为石油化工产品——苯，油价的变动会极大地影响到产品的生产成本。二是海外市场经营的风险增大。雪郎科技海外市场销售占比较大，2019 年全年已达 40.93%，其中苹果酸占比 81.60%。近年来中国的经济运行面临着内外风险，消费、投资和出口形势均不容乐观。三是经营规模扩大带来的管理风险。近年来雪郎科技发展速度较快，经营规模不断扩大，产品链更加丰富，对公司人力资源、市场营销、内部控制等方面的管理水平提出了更高的要求，企业管理工作面临一定的挑战。

7.3.4　安徽雪郎生物科技股份有限公司投资状况分析

安徽雪郎生物科技股份有限公司主要拥有 2 家全资子公司，分别为南京雪郎化工科技有限公司和安徽雪郎生物基产业技术有限公司。南京雪郎化工科技有限公司主营业务定位于技术研发与技术转让服务，根据雪郎公司的产业链规划和研究开发计划，为公司的新产品和技术提供支持；安徽雪郎生物基产业技术有限公司以完善公司产业链为目标，培育公司新的经济增长点，顺应时代赋予的环保材料需求，最终形成了生物基降解新材料（PBS 淀粉复合物）生产示范基地。

安徽雪郎生物科技股份有限公司主要参股公司有安徽绿色谷创客空间股份有限公司（持股比例 34%）和安徽郎利生物化工有限公司（持股比例 24%）。安徽绿色谷创客空间股份有限公司旨在依托公司和合作方高效率的研发和产业化水平，建设绿色技术创新和服务产业信息集成平台，建设具有世界领先水平的中试平台，主要单元操作包括：产品研发、分析检测中心、生产培训、实验中心（小试装置）、技术咨询、中试装置、信息发布等。而安徽郎利生物化工有限公司旨在扩展公司产业链，提高公司利润水平。

安徽雪郎生物科技股份有限公司投资状况见表 7-11 所列。

表 7-11　安徽雪郎生物科技股份有限公司投资状况　　　　　　　　（单位：万元）

公司名称	公司类型	主要业务	总资产	净资产	营业收入
南京雪郎化工科技有限公司	控股子公司	化工产品研发、技术咨询、技术服务、技术转让、销售	152.91	133.32	75.47
安徽雪郎生物基产业技术有限公司	控股子公司	生物降解材料及相关装备、相关原料、助剂的研发、生产、销售以及技术咨询服务	2201.13	786.60	987.49

（续表）

公司名称	公司类型	主要业务	总资产	净资产	营业收入
安徽绿色谷创客空间股份有限公司	参股公司	生物化工产品孵化及科技成果推广	1570.20	1549.63	94.17
安徽郎利生物化工有限公司	参股公司	原料药、化学中间体及相关产品的研发、生产和销售	16012.80	7525.06	1353.14

资料来源：安徽雪郎生物科技股份有限公司 2020 年年报

7.3.5　地方政府财政补贴和相关支持

安徽雪郎生物科技股份有限公司取得的政府补助主要用于购建或以其他方式形成长期资产，其可划分为与资产相关的政府补助、与收益相关的政府补助。

（一）与资产相关的政府补助

安徽雪郎生物科技股份有限公司与资产相关的政府补助明细见表 7 - 12 所列。

表 7 - 12　安徽雪郎生物科技股份有限公司与资产相关的政府补助明细

项目名称	金额（万元）	计入当期损益或冲减相关成本费用损失的金额（元）		
		2020 年	2019 年	2018 年
省重大新兴产业专项资金	439.00	354713.19	354713.18	354713.19
淮上区经发委战略性新兴产业集聚发展基地建设专项引导资金	200.00	142857.14	142857.14	142857.16
淮上区财政局制造业中小企业设备融资租赁业务补贴	200.00	250000.00	250000.00	1500000.00
淮上区发展和改革委员会 2019 年度市"三重一创"专项建设资金	116.00	116000.00	9666.67	—
顺酐蒸汽综合利用项目	101.00	72142.86	72142.86	72142.84
淮上区工业三高项目资金	100.00	71428.57	71428.57	71428.56
高新技术产业专项资金-全生物降解新材料工程实验室	85.00	68431.90	68431.88	56948.70
顺酐技改项目	70.00	50000.00	50000.00	50000.00
淮上区经发委 2015 年企业专项资金（技改）补助	65.00	50000.00	50000.00	50000.00
淮上区经发委 L-天门冬氨酸绿色化生产项目资金	63.70	48075.47	48075.47	48075.48
市科技局 2017 年购买省外科技成果补助	36.00	43882.98	47680.69	49608.16
科技攻关计划资金	20.00	14285.71	14285.74	14285.72
研发设备补助	8.40	6359.68	6359.68	6359.68
安徽科技厅系统企业购置研发仪器设备补助	2.00	2000.00	166.67	—
支持创新型城市建设政策奖补	4.00	3333.33	—	—
发改委 2020 年度"三重一创"专项资金补助	133.10	44652.44	—	—

资料来源：安徽雪郎生物科技股份有限公司各年年报

（二）与收益相关的政府补助

安徽雪郎生物科技股份有限公司与收益相关的政府补助明细见表 7 - 13 所列。

表 7-13　安徽雪郎生物科技股份有限公司与收益相关的政府补助明细

项目名称	金额（万元）	计入当期损益或冲减相关成本费用损失的金额（元）		
		2020 年	2019 年	2018 年
稳岗补贴及返还	40.78	407774.50	2484304.00	89180.84
科技经济信息化局 2019 年制造强省奖补国专精特新小巨人	60.00	600000.00	1000000.00	—
中小企业国际市场开拓资金	17.10	171000.00	706400.00	150000.00
省级绿色工厂补贴	120.00	1200000.00	500000.00	500000.00
安徽工业精品安徽省技术创新示范企业和"两化"融合	—	—	500000.00	—
蚌埠沫河口工业园区管理委员会扶持企业发展资金	—	—	275942.00	—
蚌埠市淮上区经济和发展改革委员会 2018 年高企补助	10.00	100000.00	50000.00	—
淮上安全生产隐患排查奖励	—	—	50000.00	—
高新技术产业奖励	—	—	40000.00	—
市级外贸促进政策资金	—	—	35000.00	165000.00
蚌埠市市场监督管理局奖励金	60.00	600000.00	—	—
淮上区科技经济信息化局 2020 年制造强市第一批资金小巨人	100.00	1000000.00	—	—
淮上区科经信局 2020 年制造强市第一批资金技术创新示范企业	50.00	500000.00	—	—
2020 年制造强省建设（"精品安徽"央视宣传）资金	65.41	654098.40	—	—
商务局 2020 年中小开专项资金补贴	18.50	185000.00	—	—
科技创新局的科技创新券奖励	1.58	15800.00	—	—
科技局知识产权奖励	1.10	11000.00	—	—
高新技术企业培育奖励	—	—	1000000.00	—
中南林业科技大学科研合作费	13.45	134500.00	217400.00	82400.00
专利权质押贷款补助	9.84	98400.00	144000.00	—
企业新增用电量补助	—	—	100000.00	200000.00
返还个税手续费	0.41	4148.03	61402.89	—
专利补助	0.74	7360.00	21360.00	19920.00
研发费用补助	—	—	40800.00	—
其他	0.87	8695.17	44076.65	30885.00
污水处理费补助	41.42	414211.00	—	—
淮上区 2019 年度区级知识产权奖补	0.20	2000.00	—	—

资料来源：安徽雪郎生物科技股份有限公司各年年报

第8章 安徽省生物基材料产业区域典型企业分析

8.1 合肥地区

8.1.1 安徽华恒生物科技股份有限公司

（一）公司简介

安徽华恒生物科技股份有限公司成立于2005年，注册地址为安徽省合肥市双凤工业园区，是一家以合成生物技术为核心，主要从事氨基酸及其衍生物产品研发、生产、销售的高新技术企业，主要产品包括丙氨酸系列产品（L-丙氨酸、DL-丙氨酸、β-丙氨酸）、D-泛酸钙和α-熊果苷等，可广泛应用于日化、医药及保健品、食品添加剂、饲料等众多领域。经过多年的创新发展，公司已经成为通过生物制造方式规模化生产小品种氨基酸产品的大型企业之一。

公司坚持"以可再生生物资源替代不可再生石化资源，以绿色清洁的生物制造工艺替代高能耗高污染的石化工艺"的发展路径，以合成生物学、代谢工程、发酵工程等学科为基础，建立了"工业菌种—发酵与提取—产品应用"的技术研发链，在工业菌种创制、发酵过程智能控制、高效后提取、产品应用开发环节形成了完备的技术领先优势，开发和应用了以微生物细胞工厂为核心的发酵法生产工艺和以酶催化为核心的酶法生产工艺，替代了传统化学合成工艺的重污染生产方式，实现了利用生物技术生产精细化合物的技术变革，并持续推进生物制造技术工艺的升级和迭代。其中，微生物发酵法工艺利用可再生的葡萄糖直接发酵生产，生产成本更低，生产过程更为安全、绿色、环保，代表了更为先进的生物制造方法。

（二）发展状况

2005年，华恒生物工程成立，当年便顺利实现投产；2007年，华恒生物的光学纯L-丙氨酸技术在全行业处于领先地位，当年承担国家科技部的"创新基金创新项目"；2008年，华恒生物获得"国家级高新技术企业"称号；2009年，华恒生物的科研中心及DL-丙氨酸车间开工并建设完成；2011—2013年，华恒生物分公司河北秦皇岛华恒生物工程有限公司成立，并且一期改造、二期扩建项目完成；2016年，华恒生物被授予"省博士后工作站单位"，同年β-丙氨酸车间顺利投产；2017年，华恒合成生物技术研究院成立，同年熊果苷车间顺利投产；2018年，华恒生物的发酵法丙氨酸入选"改革开放40周年科技创新成果"，同年泛酸钙车间顺利投产；2020年，华恒生物获得轻工业联合会技术发明一等奖，内蒙古巴彦淖尔华恒生物顺利投产。2021年4月，华恒生物成功在上交所科创板上市，获得5.7亿元的募集资金。

华恒生物在世界上独家拥有发酵法生产丙氨酸技术，并且先后成功承担了"十二五"科技部"863"计划、国家发改委微生物示范专项、科技部火炬计划等一系列国家和省市重点项目，已获得国家发明专利 7 项、国际专利（PCT）1 项，多项研究成果获得"国家重点新产品""安徽省重点新产品"和"安徽省科技研究成果"称号。华恒生物公司立足于"微生物、高科技、大产业"的思想，通过与世界一流生物科研机构合作，以华恒自有的产业化经验和实力，将华恒打造成为国际上享有盛誉、有持续发展能力的高成长型生物企业。经过多年的拼搏发展与努力实践，华恒生物目前已经成为国内通过生物制造方式规模化生产小品种氨基酸的大型企业之一。

（三）代表项目

2021 年 6 月，公司为完善产业链，进一步扩展业务范围，提高收益水平，拟以全资子公司巴彦淖尔华恒生物科技有限公司为实施主体，投资不超过 25000 万元，建设"巴彦淖尔华恒生物科技有限公司年产 16000 吨三支链氨基酸及其衍生物"项目。本次投资项目资金来源主要为自筹资金，项目建设地点位于巴彦淖尔市杭锦后旗陕坝镇工业园区。

2021 年 9 月，安徽华恒生物在合肥市双凤工业园区新建"生物酶法生产 β－丙氨酸衍生物（D-泛酸钙和 D-泛醇）"项目，项目占地面积约 14700 平方米，新建一栋 3 层厂房、一栋 2 层仓库及配套设施，购置发酵罐、转化罐、三合一过滤机等设备生产 β－丙氨酸衍生物（D-泛酸钙和 D-泛醇），项目完成后可年生产 5000 吨 D-泛酸钙、2000 吨 D-泛醇产品。

8.1.2　合肥利夫生物科技有限公司

（一）公司简介

合肥利夫生物科技有限公司成立于 2014 年 7 月，聚焦环保生物基新型材料、能源以及医药领域中间产品等高新技术，在自主研发的基础上接连发展出数十项新材料、医药中间体类优质项目，形成了研发—生产—销售—服务的完整产业链。公司主要研究产品具有国际领先技术水平，现已拥有 38 项国家发明专利，并已获得 8 项授权。2017 年公司部分重要项目完成中试，正式开始实验室研发到实体生产的结构转型。全生物基聚酯新材料项目，已完成新材料 PEF 的聚合和 PEF 瓶、丝、膜等产品的制备研发，产品工艺较传统工艺具有很高的环保性和创新性，市场潜力较大，有望带动全产业链升级换代。

（二）发展状况

公司注重产学研结合，利用中国科学技术大学安徽省生物质清洁能源重点实验室的现有技术，开发出一套具有自主知识产权的生物基材料，并于 2014 年 12 月取得了技术专利。

秸秆等农业废料为该项技术的初始原料，公司借助绿色化学合成技术手段，生产出新型生物基塑料 PEF 以代替传统 PEF 塑料。该材料广泛应用在医疗器械、体外器官及人造骨骼制造等方面，此外还可以充当高品质环保材料用于婴幼儿用品、儿童玩具、食品包装和车用塑料等领域。目前可降解塑料 PEF 的最大商业化应用场景即是对石油化工产品的完全替代，PEF 凭借其可降解、气密性、热塑性、拉伸性好等特质可以代替现今世界五大工程塑料之一的 PET 塑料。PEF 已获得欧盟的食品安全级认证，成为 2023 年欧盟"禁塑令"的主要替代品。公司通过与中国科学技术大学合作，生产 PEF 产业化项目有三大目标：一是建成千吨级呋喃基新材料单体 FDCA 产业化示范工程，单体 FDCA 纯度达到聚合级，降低生产成本；二是建立呋喃基新材料产品质量标准和性能评价标准，对比传统聚酯材料隔水性能提高 2 倍、隔氧性能提高 10 倍；三是进行呋喃聚酯、聚酰胺材料工程应用实验，完成 1~2 项终端应用产品设计开发。

2021 年，利夫生物已经在生物制药领域建立了完善的上下游产业链，目前已经建成全球第一条年产 1000 吨呋喃类新材料示范生产线，同时形成了"一个研究中心、两大产业、三个生产基地"的发展格局，并保持高速发展态势。

（三）投资状况

合肥利夫生物科技有限公司投资状况见表 8-1 所列。

表 8-1　合肥利夫生物科技有限公司投资状况　　　　　（单位：万元）

公司名称	参股关系	参股比例（%）	投资金额
安徽菁科生物科技有限公司	控股子公司	100	500
蚌埠利夫生物科技有限公司	控股子公司	100	500
安徽利科新材料科技有限公司	控股子公司	—	700
宣城菁科生物科技有限公司	控股子公司	48.38	100
合肥嘉科新材料有限公司	控股子公司	—	—

资料来源：企查查网站

8.1.3　合肥恒鑫生活科技股份有限公司

（一）公司简介

合肥恒鑫生活科技股份有限公司成立于 1997 年，产品主要覆盖 PLA 原料到制成品，是中国聚乳酸制品规模化生产企业的典范。公司目前已形成集研发—生产—销售于一体的完整产业链，在全球 PLA 快消产品市场占有重要的地位。此外，公司的业务也涉及可降解环保材料、纸容器及配套产品的技术研发等领域。

（二）发展状况

合肥恒鑫生活科技股份有限公司已经通过欧盟 DIN、美国 BPI、德国 LFGB、美国 FDA 等相关认证，并与北美洲、欧洲、澳洲等上百个国家的著名品牌建立了良好的合作网络，为世界各地的知名企业提供配套服务。公司以技术创新作为第一宗旨，成立 PLA 应用技术科学研究所，陆续申请国内外各类专利 60 多项，是中国塑料加工工业协会降解塑料专业委员会副会长单位、中国印刷技术协会柔性版印刷分会副理事长会员单位，并荣获了第三届、第五届"生物基与生物分解材料技术和应用推进贡献奖"。公司产品 PLA 生物降解淋膜纸制品于 2018 年获得国家级绿色设计产品荣誉称号。

（三）投资状况

合肥恒鑫生活科技股份有限公司对外投资 7 家公司，详见表 8-2 所列。

表 8-2 合肥恒鑫生活科技股份有限公司投资状况　　　　　（单位：万元）

公司名称	参股关系	参股比例（％）	投资金额
安徽恒鑫环保新材料有限公司	控股子公司	90	633.08
武汉恒鑫生活科技有限公司	控股子公司	51	1020
吉林恒鑫环保科技有限公司	控股子公司	100	1000
海南恒鑫生活科技有限公司	控股子公司	51	1530
蚌埠恒鑫环保新材料有限公司	控股子公司	100	2000
上海宜可环保科技有限公司	控股子公司	76.5	1530
合肥宜可环保科技有限公司	控股子公司	100	60

资料来源：企查查网站

8.1.4　合肥杰事杰新材料股份有限公司

（一）公司简介

合肥杰事杰新材料股份有限公司成立于 2006 年 6 月，坐落在合肥市经济技术开发区。公司重点关注新型复合材料以及工程塑料等高分子化合材料的研发生产，是由上海杰事杰集团打造的年产 8.4 万吨工程塑料及高分子复合材料的研发生产基地。此外，公司的业务领域包括军工、汽车、建筑、电工、电器、IT、水利、石化、铁路运输、新能源、通信等，与以中国中车、中集集团、华为、比亚迪等为代表的众多民族工业企业保持长期合作的战略关系，具备新型复合材料和工程塑料产业链的巨大优势，拥有打造千亿产业的基础设施和核心技术，发展前景广阔。

（二）发展状况

近年来，国家给予新材料和工程塑料行业极大的重视。在绿色环保新型材料快速发展的大背景下，合肥杰事杰积极响应国家政策号召，快速布局结构制造、循环经济、复合材料、新型材料、3D 打印等业务领域。截至 2019 年上半年，杰事杰集团共成功注册了 2349 项新材料相关专利，其中发明专利 2217 项，占总数的 94％，位列 2019 年中国专利 500 强榜单第 54 位。

（三）代表项目

生物基高性能新材料产业园项目投资总额为 100 亿元，建设周期为 2019—2025 年，一期建设年产 5 万吨生物基耐高温尼龙项目，二期投资建设年产 5 万吨生物基耐高温尼龙扩产项目，三期投资建设年产 25 万吨生物基润滑油项目和年产 25 万吨癸二酸项目。

8.2　安庆地区

8.2.1　安庆和兴化工有限责任公司

（一）公司简介

安庆和兴化工有限责任公司成立于 1998 年，注册地点位于安庆市经开区，是主要从事丁二酸及丁二酸二钠等产品生产和出口的高新技术企业。目前，公司已建立和健全完善的

ISO9001：2000 质量管理体系，拥有科学、规范及流程化的管理模式，形成集研发、生产、销售和售后于一体的运作模式，在业界拥有极高的市场占有率和行业龙头地位。公司在生物合成材料方面获得政府大力支持，例如在 2011 年申报的"聚丁二酸丁二醇酯的生物–化学组合合成技术"课题列入国家高技术研究发展计划（"863"计划），获科技部、财政部资助课题专项经费 2245 万元。

公司的主打产品包括丁二酸、丁二酸二钠、丁二酰亚胺、聚丁二酸丁二醇酯（PBS）等精细化学品，多项工艺获得国家级认定，其中包括：国家发明专利 2 项、国家实用新型专利 3 项、安徽省高新技术产品 1 项，丁二酸二钠获安徽省高新技术产品 1 项。PBS 是安庆和兴化工与清华大学合作研发的代表性产品，该材料具备广泛用途，如通用塑料、医用材料、药物载体等方面。公司产品于 2002 年 3 月部分通过犹太洁食认证，为开拓全球市场打下坚实基础。

（二）发展状况

公司以其著名的品牌及技术实力，与国内著名的科研院所及高等院校共同组建专业研发中心，专注于新产品研发与技术革新。公司 90％以上的产品销往欧洲、美洲、非洲及东南亚等地区的十几个国家；公司的产品销售和服务网络遍布全国，与一些大、中型企业建立了长期稳定的合作、互惠互利的关系。目前，公司对外投资 2 家公司，分别是安庆和兴生物科技有限责任公司和芜湖和兴化工有限责任公司。

8.2.2　安徽同力新材料有限公司

安徽同力新材料有限公司成立于 2007 年 12 月，注册地位于安庆桐城。经营范围主要包括：塑料改性加工，工程塑料及制品、复合材料、电工绝缘材料生产、销售，加热保温系统（半导体及显示器行业使用）制造、维修及安装服务，熔喷布、无纺布、透气膜、防尘口罩、医用防护用品、医疗器械、医疗包装材料研发、生产和销售。安徽同力新材料有限公司是一家生产特种塑料制品、生物基全降解塑料及耐高温工业涂层织物的专业企业，公司申报的"MOFS 改性生物基可降解高性能材料关键技术研究和应用示范"项目入选 2022 年安徽省重点研究与开发计划项目。

8.3　淮北地区

8.3.1　淮北新兴皇苑新能源科技有限公司

（一）公司简介

淮北新兴皇苑新能源科技有限公司成立于 2012 年 1 月，注册地位于安徽省淮北市，是安徽省仅有的两家生物柴油高科技公司之一，同时也是中国科学院生物柴油及生物材料研究中心（淮北）研发基地。公司专业研发、生产和销售绿色生物能源——生物柴油及其附加产品，主要产品有工业级混合油、生物柴油、棕榈酸甲酯、油酸甲酯及亚油酸甲酯等；同时，可进一步深加工生产油脂基助剂，与生物基材料 PLA、PGA 相互依存，产出各种可降解产品。

公司主要的经验范围包括：动植物混合油脂及废弃油脂的收购、利用和销售；工业级混合油的收购、生产及销售；生物柴油的生产、销售及生物基助剂的开发、生产（二期项目）；货物进出口（已取得欧盟 ISCC 认证证书）。

（二）发展状况

2021 年，公司一期工程投资额已达 1.1 亿元，其中包括建设年产 10 万吨生物柴油生产线和年产 5 万吨工业用油生产线，根据项目设计产能，预估建成后每年可实现约 10 亿元的产值。随着生产技术的进一步发展，每年的产量都会有很大的提高。同时，公司是淮北地区唯一的生物柴油生产企业，涵盖了淮北地区生物燃料生产领域，在中科院的技术支持下，未来将会带动和引导其他公司迅速发展生物质能源。

（三）代表项目

年产 10 万吨合成柴油生产线项目。生物柴油是一种以动物油脂和乙醇为原料，通过酯交换反应而得到的一种脂肪酸。生物柴油是"绿色能源"，具有可再生、清洁、安全三大优点，因此，推动生物柴油的发展对于推动我国经济的可持续发展、推动能源替代、缓解环境压力、治理城市空气污染具有十分重要的战略意义。国家《"十二五"节能环保产业发展规划》（国发〔2012〕19 号）鼓励用餐厨废弃油脂生产生物柴油。为此，淮北新兴皇苑新能源科技有限公司通过收购淮北石花科贸有限公司厂地用于年产 10 万吨合成柴油生产线项目。项目建设地点为淮北市濉溪县刘桥镇工业集中区，拟建项目占地面积为 28365.57 平方米，约 42.5 亩，项目建成后形成 10 万吨合成柴油的生产规模。该工程投资 15000 万元，环保投资达到 620 万元，占总投资的 4.13％。其是按照国家的产业政策，按照地区整体规划，采用先进的工艺、装备，达到清洁生产的目标。在采取相应的污染治理措施后，各污染物均达到了达标排放标准，且主要污染物均达到了总量控制指标，不会影响区域原有的环境质量。

8.3.2　淮北创新生物新材料有限责任公司

淮北创新生物新材料有限责任公司成立于 2021 年 5 月，注册地位于安徽省淮北市。经营范围包括：生物基材料制造，生物基材料销售，食品添加剂销售，生态环境材料制造，生态环境材料销售，生物基材料技术研发，生物基材料聚合技术研发，发酵过程优化技术研发，技术服务与推广，新材料技术研发与服务，食品添加剂生产，货物进出口，技术进出口。

代表项目：年产 5000 吨生物基丁二酸项目。该项目配套建设循环系统、储罐、供配电等辅助生产和公用工程，购置配料罐、发酵罐、离心机、脱色泵、MVR 蒸发器等生产设施约 200 多台/套。本项目采用国内先进工艺技术和设备，建成年产 5000 吨生物基丁二酸生产线。

8.4 阜阳地区

8.4.1 安徽鼎洋生物基材料有限公司

安徽鼎洋生物基材料有限公司成立于 2018 年 12 月 28 日，注册地位于界首市。经营范围包括生物基材料、可降解塑料及制品、机械设备的设计、研发、生产、销售以及技术咨询服务，化工原料及助剂销售，货物及技术的进出口业务。

代表项目：年产 20000 吨淀粉基 PVA/PLA 生物降解材料生产项目。该项目位于界首高新区东城科技园，项目总投资 22000 万元，其中环保投资 172 万元，主要从事年产 20000 吨淀粉基 PVA/PLA 生物降解材料生产。

8.4.2 安徽国祯康泰斯生物科技有限责任公司

安徽国祯康泰斯生物科技有限责任公司成立于 2020 年 11 月，注册地位于安徽省阜阳市，是安徽国祯集团股份有限公司的子公司。公司经营范围包括农作物秸秆综合利用，生物基新材料和生物清洁能源的开发、工程建设、生产和销售，木质素及其新材料、食品添加剂、饲料添加剂、生物饲料、生物肥料的研发、生产和销售；生物技术、新材料技术的研究、开发、咨询、服务，建设、运营生物燃料、生物质发电厂，供售电业务、供售热业务，收购、运输、储存、销售各类生物质原材料；货物或技术的进出口业务。

安徽国祯康泰斯生物技术有限公司，引入德国 Sunliquid 技术，在安徽省阜阳市投资了 10 亿元，建成了一座以农业废料为原料，年产 50000 吨的纤维素醇-电-热装置。项目建设完成后，将进一步拓展安徽国祯生态技术有限公司"热-电-土壤修复"产业链，并在此基础上，打造国内第一个"生物质资源综合利用产业园资源循环利用"的示范产业园。

8.4.3 海泉风雷新能源发电股份有限公司

海泉风雷新能源发电股份有限公司成立于 2014 年 7 月，注册资金 5000 万元，注册地为安徽省阜阳市颍上县，是一家专业从事生物质气化、生物质气化技术咨询服务、生物质气化运营外包服务、生物质气化发电等副产品综合开发的企业。公司依托自身独特的生物质气化多联产技术优势，开展了生物质综合开发利用项目的投资和建设、技术咨询、生物质气化发电运营外包、生物质气化发电产生的碳等副产品开发利用相关技术服务。公司现已具备生产、安装、调试和综合利用一体化设备的生产、安装和调试能力，为加快生物质发电技术的全面发展和应用打下了坚实的理论、技术和人才基础。

目前，对秸秆的加工利用是公司循环经济的亮点业务。主要有两种形式：一是生产生物质颗粒供锅炉使用，二是直接作为生物质气化发电厂的原料。生产生物质颗粒供锅炉使用。此举积极响应国家《生物质能发展"十三五"规划》，可减少化石能源利用。其是一种低碳的燃油，含硫量和烟尘含量比燃煤电厂的燃煤要低得多，可以降低二氧化硫、氮氧化合物的排放，对环境友好。它是利用独有的生物质气化多联产技术优势，开辟出的一条全新的秸秆综合利用形式。

公司对外投资两家企业，分别是辽宁辽中海泉绿色能源电力有限公司、江苏海泉风雷新能源发电有限公司（详见表 8－3 所列）。

表 8－3　海泉风雷新能源发电股份有限公司投资状况　　　　（单位：万元）

公司名称	参股关系	参股比例	投资金额
辽宁辽中海泉绿色能源电力有限公司	控股子公司	100%	5000
江苏海泉风雷新能源发电有限公司	控股子公司	—	—

资料来源：企查查网站

8.4.4　安徽颍美科技股份有限公司

安徽颍美科技股份有限公司成立于 2010 年 1 月，位于安徽阜阳颍州经济开发区颍七路99 号，占地面积 20000 多平方米，现有员工近百人，其中技术人员 48 人，5 条全自动生产线，项目总投资 6000 多万元。安徽颍美科技股份有限公司是一家专业生产各类食品包装材料的大型现代化企业，是全球食品包装智慧解决方案提供商、全球环保塑料包装的领导品牌。公司主导产业为：包装装潢印刷品、其他印刷品、食品用包装材料、生物基可降解材料、功能性复合新材料。公司多年来一直致力于产品的创新和研发，公司的动态可变多重防伪二维码技术、纸塑五合一无残留技术、定位正反印技术、磁性健康包装材料技术、生物基可降解材料、功能性新材料等，使公司生产的包装材料在智能信息技术、绿色安全技术、环保健康、时尚美观等方面处于行业领先地位。公司拥有专利 46 项，其中已授权发明专利 12项。安徽颍美科技公司的产品在食品、化工、休闲运动、文化、家居、机械制造等领域都占有重要的地位，客户群体不但遍布全国各地大中城市，还出口远销到韩国、日本、西亚及欧盟等地区和国家。

2021 年 10 月，安徽颍美科技股份有限公司建设"生物基可降解材料生产技改项目"，该项目为技术改造项目，总投资 3100 万元，配套建设环保、配电等公辅助设施，项目建成后形成年产 10000 吨生物基可降解食品包装袋的生产能力。

8.5　六安地区

8.5.1　安徽金竹生物基新材料有限公司

安徽金竹生物基新材料有限公司成立于 2021 年 9 月，注册地位于安徽省六安市。经营范围包括：生物基材料技术研发，生物基材料制造，生物基材料销售，肥料销售，资源再生利用技术研发，新材料技术研发，新材料技术推广服务，日用口罩（非医用）生产，日用口罩（非医用）销售，医用口罩零售，医用口罩批发。

代表项目：年产 30 万吨生物基新材料和 5 万吨纤维模塑项目。安徽金竹生物基新材料有限公司投资 201800 万元，建设年产 30 万吨生物基新材料生产线和年产 5 万吨纤维模塑生产线以及生产车间、综合办公楼、仓库、附属用房等。其中一期建设年产 10 万吨生物基新材料生产线和年产 1 万吨纤维模塑生产线以及生产、办公、仓库、附属用房等。

8.5.2　安徽易科环保科技有限公司

安徽易科环保科技有限公司成立于 2013 年 4 月，注册地址为安徽省六安市霍山县，是以"绿色环保"为使命、"开拓创新"为理念的一家环保型生产企业，主要是利用独有的专利技术，采用纯天然的植物纤维为原料，生产出一系列达到国际环保要求的天然植物纤维产品。公司的经营范围包括：农林植物秸秆收购及废物二次利用技术的研究、开发，植物纤维制品、竹木制品、硅胶制品、塑料制品、聚乳酸制品的生产、研究与销售，自营和代理各类商品和技术的进出口业务。

公司的产品主要有杯子系列、碗具系列、盘子系列、套餐系列、花盆系列、宠物盆系列及生活用品等。公司生产的"BIOBAMBU"牌可降解竹纤维产品热销于国际市场并享用良好的声誉。公司产品已通过美国 FDA、德国 LFGB、欧盟食品迁移测试，洗碗机测试，双酚 A 测试，重金属测试等，年产量可达 8000 万只，远销海内外。公司所有产品均以竹粉、谷壳、农作物秸秆等天然植物纤维为原料，经高温压制成型，具有以下特点：一是无毒无味；二是填埋后可自然生物降解；三是产品外观柔美精致，拥有独特的、纯天然的质感，自然清新而又赏心悦目的观感；四是防水、强度高、不易燃烧、不易破碎。公司产品可以替代塑料制品、陶瓷制品以及与生活密切相关联的生活用品，是新一代的家居及餐具用品。

2017 年，安徽易科环保科技有限公司建设了年产 5000 万件环保可降解竹纤维制品项目；2020 年，安徽易科环保科技有限公司开展了利用秸秆生产环保可降解植物纤维产品的项目，项目位于六安市霍山县经济开发区纬七路以北、高科路以西，总投资为 5000 万元，项目建成后将形成年产环保可降解竹纤维制品 10000 万件的生产能力。

8.6　芜湖地区

8.6.1　安徽闪爆生物基材料技术集团有限公司

安徽闪爆生物基材料技术集团有限公司成立于 2021 年 4 月，注册地址为安徽省芜湖市弋江区，经营范围包括：生物基材料技术研发，生物基材料聚合技术研发，生物基材料制造，生物基材料销售，增材制造，技术服务、技术开发、技术咨询、技术交流、技术转让、技术推广，新材料技术研发（除许可业务外，可自主依法经营法律法规非禁止或限制的项目）。

代表项目：秸秆纤维项目由安徽闪爆生物基材料技术有限公司、安徽海螺川崎节能设备制造有限公司、中信创投公司联合投资建设。该项目采用中科院、航天科工集团的发明专利和技术成果，通过高分子闪爆技术，对秸秆进行梯次拆解、分离、精深加工，生产出可降解的"纤维束及纤维产品"。该产品可替代石油、煤炭等不可再生资源使用，应用领域广泛，用于生产环保板材、乙醇、服装、纸浆、聚乳酸、碳基等产品。安徽闪爆生物基材料技术有限公司通过对秸秆精深加工产出的纤维束及纤维产品，具有颠覆性的创新价值，为秸秆污染治理和综合利用开辟了新天地。公司坚持"绿水青山就是金山银山"的生态环保理念，加强农作物秸秆综合利用，对于提高农业效益、延伸产业链条、促进资源节约、保护生态环境具有重要意义。

8.6.2　安徽好得利新材料科技有限公司

安徽好得利新材料科技有限公司成立于 2020 年 5 月，注册地址位于安徽省芜湖市弋江区，经营范围包括：新材料技术推广服务，技术服务、技术开发、技术咨询、技术交流、技术转让、技术推广，生物基材料技术研发，生物基材料制造，生物基材料销售，塑料制品制造，塑料制品销售，合成材料制造（不含危险化学品），合成材料销售，塑料加工专用设备制造，塑料加工专用设备销售，日用口罩（非医用）生产，日用口罩（非医用）销售。

代表项目：2020 年 12 月，安徽好得利新材料科技有限公司在安徽省芜湖市三山经济开发区建设"年产 30000 吨环保可降解新材料一期"项目，项目投资总额为 15000 万元，项目的产品方案包括环保可降解材料、环保膜、环保垃圾袋和环保快递袋等（详见表 8 - 4 所列）。

表 8 - 4　安徽好得利新材料科技有限公司年产 30000 吨环保可降解新材料一期产品方案

产品名称	产品规格	年产能（吨）	备　注
环保可降解材料	—	30000	其中 10000 吨作为中间产品用于生产环保膜、环保垃圾袋和环保快递袋
环保膜	膜厚 1S—2S	5000	保鲜膜
环保垃圾袋	0.015mm～0.03mm（1.5S—3S）	2500	PBAT、淀粉、碳酸钙
环保快递袋	0.05mm～0.06mm（5S—6S）	2500	PBAT、淀粉、碳酸钙

资料来源：根据公司官网整理

8.7　宣城和滁州地区

8.7.1　安徽徽竹生物基新材料有限公司

安徽徽竹生物基新材料有限公司成立于 2021 年 12 月，注册地址为安徽省宣城市泾县，经营范围包括：生物基材料技术研发，生物基材料制造，生物基材料销售，肥料销售，新材料技术研发，新材料技术推广服务，资源再生利用技术研发，日用口罩（非医用）生产，日用口罩（非医用）销售，医用口罩批发，医用口罩零售（除许可业务外，可自主依法经营法律法规非禁止或限制的项目）；许可项目：肥料生产。

代表项目：2022 年 4 月，安徽徽竹生物基新材料有限公司拟选址安徽省宣城市泾县长三角一体化产业转移泾县合作区投资建设年产 60 万吨生物基新材料项目。项目总投资 319132.8 万元，占地 800 亩，总建筑面积 180000 平方米，其中一期工程占地 200 亩，年产生物基新材料 10 万吨。项目采用先进的超声波微气流绿色分离技术，以泾县及周边地区丰富的竹资源为原料生产竹基新材料。

8.7.2　安徽易科生物基环保材料有限公司

安徽易科生物基环保材料有限公司成立于 2021 年 10 月，注册地址位于安徽省滁州市琅琊区，经营范围包括：生物基材料销售，生物基材料制造（除许可业务外，可自主依法经营法律法规非禁止或限制的项目）；许可项目：食品用塑料包装容器工具制品生产、食品用纸包装、容器制品生产。

代表项目：2021 年 10 月，安徽易科生物基环保材料有限公司在安徽省滁州市琅琊区安庆路西段投资建设年产 15000 吨生物基环保包装材料项目。该项目占地面积约 40 亩，总投资 10000 万元，新建生产厂房及办公用房，项目建成后年产 15000 吨生物基环保包装材料。2022 年 2 月，滁州市生态环境局对公司该项目的环境影响报告进行批复，同意项目的建设和实施。

第 9 章　企业融资方式研究

资金是企业从事生产经营的动力来源，是企业生命的引擎。一个企业，能否及时筹措到足够额的资金，能否维持稳定的资金来源，对企业从事可持续的生产经营活动至关重要。生物基材料行业的企业也不例外，融资方式与其所处的经济体制、社会环境、资本市场发展程度有高度的相关性。伴随技术的持续飞跃、经济水平的迅速提升、新型融资工具的不断涌现，可供企业选择的融资方式也日益增加，企业在选择融资方式时，要根据自身的特点，如资金的用途、财务压力、企业控制权的重要与否等来进行选择，合适的融资模式将对企业进行经济活动达到事半功倍的效果。基于前文对生物基材料产业的研究，本章将从融资理论分析、企业融资模式和政府补助 3 个方面对企业融资方式进行梳理，为选择适宜生物基材料企业的融资模式提供理论依据。

9.1　融资理论分析

融资方式的合理性和科学性，将对于企业融资效率的提升和经营绩效的增强产生重要作用。通过对现有文献和研究进行总结和梳理，可以发现，企业融资方式理论的发展主要经过了"早期融资理论"（详见表 9-1 所列）、"现代融资理论"（详见表 9-2 所列）、"新融资理论"（详见表 9-3 所列）3 个历程。

表 9-1　早期融资理论

主要理论	假设条件	理论观点
净收益理论	负债的资金成本最低；企业不用缴纳税收	企业价值的最大化完全是通过债务资本的增加和企业财务杠杆比率的提高来实现
净经营收益理论	杠杆增加会导致债务资本降低，同时会提高权益资本的风险，从而提高权益资本的成本，故两种成本会相互抵消；企业加权融资成本不随企业的财务与杠杆变化而变化	在债务融资和股权融资方面不应存在明显融资偏好差异
传统折衷理论	介于净收益论和净经营收益理论之间	当企业的负债融资边际成本等于权益融资边际成本时，此时企业的融资成本最低，即企业价值最大化

早期融资理论在不考虑企业税收的前提下，将资本结构对企业价值和资本成本的双重影

响考虑在内，但该理论缺少足够的实证证据予以证实，对现实缺少解释力；净收益理论虽然注意到了财务杠杆的"税盾"作用，却没有将负债导致的财务风险加以考量；净经营收益理论则相反，其过于强调财务风险。

表9-2　现代融资理论

主要理论	假设条件	理论观点
MM定理	不考虑企业的破产风险和公司税负；企业的经营风险可衡量；资本市场可以有效发挥功能，交易成本为0	企业的价值和资金成本不会受企业的融资结构的影响
修正的MM定理	考虑企业所得税	债务融资的企业价值大于不采用债务融资的企业价值，并且负债杠杆越高，企业价值越大
权衡理论	考虑企业税收和破产成本；考虑代理成本条件	当企业边际税盾利益恰好与边际财务困境成本相等时，公司价值最大，此时的负债率区间即为公司最佳资本结构

现代融资理论的主要基石可由MM定理和权衡理论构成。《资本成本、公司财务及投资理论》一书中最早提出MM定理，这一理论开启了关于现代融资结构理论的相关研究。然而，最初的MM定理的许多假设条件过于严格和理想化，与现实情形是大相违背的，因此，该书两位作者又对该理论进行了一定改进，并将企业税收考虑在内，但其没有将负债所带来的风险等问题纳入考虑范畴，导致其结论对现实的解释力不足。正因为如此，权衡理论诞生了，该理论是由学者罗比切克提出的。与MM定理不同，权衡理论不仅考虑了企业的税收，也将企业的破产成本和代理成本纳入考虑范畴。虽然这样一来对现实的解释力有所增强，但缺陷依然存在，因为在现实中，企业选择最优资本结构还需要考虑各种其他因素，此外，如何度量企业的破产成本也是一大难题。

在之后理论发展中，诸多学者开始考虑信息不对称对融资结构的影响，从而衍生出了代理成本理论、新优序融资理论和控制权理论等融资理论。

表9-3　新融资理论

主要理论	假设条件	理论观点
代理成本理论	考虑代理成本条件	企业最优资本结构取决于"企业所有者愿意承担的总代理成本"，即企业的总代理成本最小时，资本结构最优
新优序融资理论	考虑信息不对称条件	企业最佳融资的顺序应该是：内源融资、债务融资、权益融资
控制权理论	企业经理人出于对企业控制权的偏好，会通过融资结构来影响控制权的分配，从而影响企业的市场价值	企业融资的顺序是：内源融资、发行股票、发行债券、银行贷款

9.2　企业融资方式

融资方式是指企业融通资金的具体形式、途径和渠道。按照融资标准和融资性质的不同，我国中小企业融资方式主要分为三种：按照企业融入资金后是否需要归还，将中小企业融资方式划分为股权融资、债权融资；按照企业筹集资金来源不同，将中小企业融资方式划分为内源融资和外源融资；按照融资时是否借助于金融中介机构的交易活动，可以将中小企业融资途径划分为直接融资和间接融资。企业融资方式如图9-1所示。

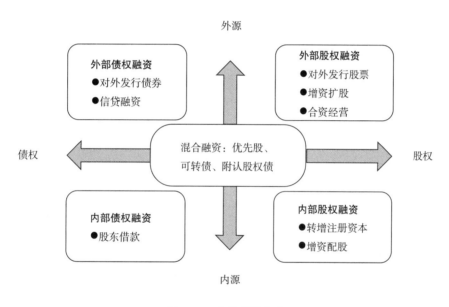

图9-1　企业融资方式

9.2.1　股权融资和债权融资

股权融资是指股份制企业通过在股票市场发行股票筹集资金，投资者通过购买并持有企业股票而成为该企业的股东，持有的股票数量决定股东对企业拥有相应比例的所有权。股权融资具有很明显的优点：首先是具有长期性，资金具有永久性，无到期日，不需归还。其次是股权融资没有负担性，无须定期偿付，财务压力、财务风险比较小；最后是股权融资还可以提高企业的信誉和实力。不过，股权融资的缺点也是明显的：首先是容易分散企业的控制权，利用股权筹资，由于引进了新的投资者或出售了新的股票，必然会导致企业控制权结构的改变，分散了企业的控制权；另外就是资本成本负担较重。从股权融资的特点角度来看，股权融资所得到的资金具有永久性，无到期日，不需归还。而对于投资人来说，只能通过流通市场来回收资金。

债权融资是指企业通过举债或向金融中介机构借入资金的融资方式。债权融资所获得的资金，企业首先要承担资金的利息，另外在借款到期后要向债权人偿还资金的本金。债权融资最明显的优势在于不会分散企业的控制权，融资成本相较于股权融资更低，并且能够获得财务杠杆效应。债权融资最大的特点就是企业以付出利息的代价，从而避免了企业控制权的分散，使企业能够按照既定的方向发展。而债权融资的缺点在于增加了企业的财务负担，需按期支付利息，到期偿还本金，且其募集到的资金用途有限，主要用于企业营运资金短缺的问题。在我国，银行等金融中介机构更加青睐资信良好的国有大型企业，中小企业因为规模歧视和所有制歧视，很难得到银行等金融机构的认可。

9.2.2 内源融资和外源融资

内源融资是指将本企业留存收益及折旧等转化为投资的过程，其实质是通过减少企业的现金流出，挖掘内部资金潜力，提高内部资金的使用效率。企业内源融资形成的资本具有原始性、自主性强、融资成本低和抗风险等特征，是企业生存和发展不可或缺的一部分。内源融资是发达的市场经济国家的企业的首要融资方式，是企业资金的重要来源。

内源融资的优势主要有以下4点：一是内源融资的自主性较强。内部融资来源与企业留存收益及折旧等自有资金，企业使用时经股东大会或董事会批准即可使用，具有很大的自主性，不易受到外界因素的影响和制约。二是内源融资的融资成本较低。相对于外源融资，内源融资不需要支付利息和股利，不会减少企业的现金流量，也不需要支付任何融资费用。三是内源融资具有产权控制权。通过内源融资的方式融资，既可以避免因向银行等金融中介机构或向债权人发行债券而使债权人对企业进行相机控制，又可以避免因对外股权融资而使原股东对企业控制权稀释。四是内源融资有利于企业降低财务风险。企业进行内源融资，不存在偿付风险，不会产生到期还本付息或支付股利的压力。企业内源融资取得的资金在资本结构中所占比例越大，企业的财务风险越小。同时内源融资也存在以下几点不足：一是内源融资的规模受企业盈利能力的影响，无法进行大规模的融资。二是某些股东会从自身利益出发，要求一定的股利支付比率，从而限制企业分配股利的比例。三是内源融资无法吸引股利偏好型的机构投资者，从而减少了公司的投资吸引力。

外源融资是指企业通过一定的方式吸收其他经济主体的储蓄，以转化为自己投资的融资过程。我国中小企业的外源融资渠道主要包括国家财政拨款、银行专项扶持资金、金融机构借贷资金、企业间的调剂资金、居民个人资金等。外源融资逐渐成为企业获取资金的重要途径。只有当内源融资仍不能满足资金的需求时，企业才会转向外部融资。但随着企业生产规模的不断扩大，单纯依靠内源融资已很难满足企业的资金需求。企业的外源融资分为间接融资和直接融资，不仅受到国家融资体制的制约，也受自身财务状况的影响。

外源融资的优点主要包括以下2点：一是募集到的资金来源广泛，募集方式多样，资金使用范围广泛，以满足众多资金募集者的资金使用需求，大大提高资金的使用效率。二是外源融资可以将资金需求者和资金盈余者联结起来，金融市场、金融机构存在的前提就是因为有外源融资。其缺点主要包括：一是外源融资的融资者必须符合一定的融资条件，才能募集到相应资金，特别是公开融资，比如在证券交易所公开发行股票和债券。二是外源融资的融资成本相较于内源融资更高，且债权融资需要承担一定的财务风险，股权融资则需承担企业的控制权分散风险。

9.2.3 直接融资和间接融资

直接融资是指没有金融中介机构介入的资金融通方式。在这种融资方式下，资金盈余单位通过直接与资金需求单位签协议，或在金融市场上购买资金需求单位所发行的有价证券，将货币资金提供给需求单位使用。常见的直接融资方式主要包括：企业间的商业信用、公开发行股票和债券，以及企业之间、个人之间的直接借贷。直接融资的优点主要有以下几个方面：一是由于资金供求双方联系密切，大大地提高了资金的使用效率和合理配置。二是直接融资的融资成本较低。其缺点主要体现在直接融资资金供求双方在资金数量、期限、利率等方面受到很多限制，且其使用的金融工具的流通性、兑现能力均要弱于间接融资。资金需求者的资信程度各不相同，会导致债权人承担较大的信用风险差异。从更远的未来看，全球金融体系的发展趋势必将会推动更多的资金在资本市场进行资源配置，进而提高直接融资的比例，这也是经济社会发展的必然规律。具有风险共担、利益共享、定价市场化和服务多层次等特征的直接融资体系，将会在经济社会结构调整和转型升级的阶段发挥更大作用，特别是有利于推动中小企业和创新型企业健康发展，从而有效地促进经济社会转型。

间接融资是指拥有暂时闲置资金的资金持有者通过存款的形式，或者购买银行、信托、保险等金融中介机构发行的有价证券，将其暂时闲置的资金先行提供给这些金融中介机构，然后再由这些金融中介机构以贷款、贴现等形式，或通过购买资金需求者发行的有价证券，把资金提供给这些单位使用，从而实现资金融通的过程。常见的间接融资方式有通过银行的融资、通过信托基金融资等，它具有信誉差异较小、具有可逆性、融资的主动权掌握在金融中介手中等特性。间接融资的优点主要包括以下四点：一是各类金融中介机构网点众多，能够广泛地吸收各类闲置资金，从而积累巨额可贷资金。二是间接融资安全性高，金融中介机构具有多样化的资产和负债，从而大大降低了融资风险。三是间接融资可以降低融资成本。金融中介机构可以发挥自己专业化的专长，更加高效地将资金需求者和资金短缺者联系在一起，提高资金的配置效率，降低整个社会的融资成本。四是间接融资有利于解决由信息不对称所引起的逆向选择和道德风险问题。间接融资的局限性主要体现在资金供求双方因金融中介机构的介入，无法直接联系，从而在一定程度上降低了资金盈余者对资金需求者经营状况的关注。

9.2.4 其他融资方式

一是 PPP 模式，即政府和社会资本合作，是公共基础设施中的一种项目运作模式。在该模式下，鼓励私营企业、民营资本与政府进行合作，参与公共基础设施的建设。

二是投贷联动模式，指商业银行和 PE（私募股权基金）投资机构达成战略合作，在 PE 投资机构对企业已进行评估和投资的基础上，商业银行以"股权＋债权"的模式对企业进行投资，形成股权投资和银行信贷之间的联动融资模式。

三是绿色金融模式。绿色金融指的是在投资和融资等金融决策中将企业活动对环境的潜在影响程度纳入决策中去的金融形式，可理解为"环境友好型金融"。按照金融活动的具体形式，可以表现为绿色信贷、绿色债券、绿色基金以及绿色资产支持证券（简称绿色 ABS）等不同形式。

四是供应链金融模式，主要是指银行向其核心客户提供融资、结算和理财服务的同时，向这些客户的供应商、分销商提供贷款和预付款代付等融资服务，进而从整体上构建一个更加紧密的产业链生态系统。供应链金融是中小企业一种重要的融资渠道。

9.3 政府补助

政府补助是指企业从政府无偿取得的（不包括政府作为企业所有者投入的资本）货币性资产或非货币性资产。我国政府补助形式主要有以下 4 种：一是财政拨款，主要是指企业在满足一定的条件后，政府为了支持企业而直接无偿拨付并明确资金去向及用途的款项。二是财政贴息，是指在国家政策的帮扶下，政府给予贷款企业一定的利息补贴。三是税收返还，是指对于先前已经缴纳过税款的企业，政府在后期利用先征后返（退）、即征即退的税收方式返还给企业，是政府间接发放给企业的税收优惠方式，但不包括直接减征、免征、增加计税抵扣额等不涉及资金转移的方式。四是无偿划拨非货币性资产，是指政府采用将非货币性资产的试用期无偿划拨给企业的方式，对企业进行补助。

9.3.1 宏观经济政策

（一）货币政策

货币政策也就是经济金融政策，是指中国人民银行为实现其特定的经济目标而采用的各种控制和调节货币供应量与信用量的方针、政策、措施的总称。利率、再贴现、存款准备金率、公开市场业务是货币政策的 4 种主要工具和手段。货币政策是国家进行宏观经济调控的常用工具之一，也是国家经济政策不可或缺的一部分。企业作为经济发展的微观主体，其生存和发展势必会受到宏观经济环境的影响，那么货币政策作为国家宏观经济调控的主要工具也必然会影响到微观企业的投融资行为。

1. 货币政策对微观企业内源融资能力的影响

货币政策通过影响消费者的行为来影响企业的融资行为。第一，当央行采用紧缩性货币政策时，经济会出现过热现象。当企业的投资过多时，紧缩性的货币政策将会对资本市场传达一种对经济增速进行干涉的信号来防止经济过热，从而改变消费者的预期，减少消费者的消费支出。第二，当央行采用宽松性的货币政策时，银行的存款利率往往会降低，从而降低消费者的存款意愿，增加消费意愿，进而使得消费支出增加、企业的销售收入增加、企业的经营现金流增加，最终使得企业内源融资能力提高；而当央行采用紧缩性的货币政策时，随着银行存款利率的上升，消费者的存款意愿增加，从而降低了消费意愿，进而使得消费支出减少和企业的销售收入减少。

货币政策也可通过企业市场地位影响企业融资行为。从企业的角度出发，当企业拥有较高的市场地位时，往往也意味着该企业有相对稳定的客户群体，消费者对该企业有较高的忠诚度，其产品在市场上具有较高的市场占有率。而这些相对稳定的因素使企业的营业收入不受消费者消费支出、市场需求量等其他因素的影响，从而使企业内部营业现金流不受货币政策太大的影响。相反，当企业的市场地位比较低时，企业没有稳定的客户群体、没有忠诚度较高的消费者，也没有较高的市场占有率，因此消费者在减少消费支出的情况下，将会优先选择具有较高市场地位和知名度的产品来进行消费，从而导致市场地位较低的企业受到较大影响，进而降低企业的营业收入、营业现金流以及企业的内源融资能力，使原本面临融资困难的企业的融资约束进一步加强。

2. 货币政策对企业股权融资能力的影响

股权融资及债务融资是企业最主要的两种外部融资方式。当央行采取紧缩性货币政策时，一方面，股票等资本流通市场会出现虚高的现象，这使得紧缩性货币政策传递给投资者股市将要下行的信号；另一方面，紧缩性货币政策往往会导致银行存款利率的提高，使得投资者将闲置资金存入银行进行储蓄的意愿增强，进而使得投资者减少股票等资本市场的投资，从而使得股票市场股价下跌，降低上市公司的市场价值，导致企业股票市场获得的融资资金减少，降低企业的外部融资能力。有专家学者研究表明，上市公司的股票分析存在市场时机选择理论，即上市公司会选择在行情较好的时期进行 IPO。当采取宽松性货币政策时，投资者的投资意愿将会大于储蓄意愿，造成股票流通市场的上涨行情，故企业一般会选择在此期间进行 IPO。另外，在我国，企业上市、再融资的门槛较高。只有企业的财务状况和盈利能力符合资本市场融资的限制条件，企业才可以在资本市场上进行融资。因此，那些企业财务状况和盈利能力无法满足资本市场融资限制条件的，则无法通过股票的资本流通市场进行股权融资来解决资金需求问题。当央行实施紧缩性货币政策时，在降低企业市场价值的同时也会造成企业股权融资的减少，企业的财务状况会变差，企业的外部融资能力会进一步降低。

3. 货币政策对企业银行信用融资的影响

实施紧缩性的货币政策，一方面会引起消费者消费意愿的降低，导致消费者消费支出减少、企业的营业收入减少，最终使得企业内源融资能力减弱；另一方面紧缩性的货币政策会使投资者的储蓄意愿大于投资意愿，使企业在资本流通市场很难获得融资，企业的市场价值会进一步降低。这两方面都将导致企业在银行等金融中介机构的信用融资能力减弱。

在国家实施紧缩性货币政策的时候，以银行为主要代表的信用贷款供给机构将会减少贷款的发放。但是企业因为生产经营的需要，依旧需要大量的资金。市场并不能够提供足额的资金，这就会导致市场利率的不断攀升，企业的融资成本也因此提高。首先，由于信息不对称的存在，企业没有办法获得完全的资金使用信息，同时伴随着银行等信贷供给机构的金额的不断下降，银行为了能够获取更多利润，在贷款发放时倾向于具有较好财务状况的企业，以降低可能出现的风险。这些具有较高的行业地位、较强的盈利能力和偿债能力、良好的抗风险制度建设的企业将会易于获得银行贷款的发放，从银行方面获得的融资金额比例将不会降低。反之，对于那些不能达到银行贷款发放标准的企业，获得银行贷款支持的可能性将会迅速下降，甚至有可能无法获得贷款。流动性资金的不足将会影响到企业的正常经营。其次，因为我国的特殊产权制度的存在，银行信用融资的发放对象选择在民营企业与国有企业存在较大的不同。同时地方政府的存在也会影响我国商业银行的贷款发放决定，当地政府为了达到经济发展的目标，将会对于商业银行的贷款发放决策产生一定的影响。从目前来看，我国的民营企业在尝试使用信贷融资手段的时候依旧会受到一定的信贷歧视，银行贷款对象的选择更加倾向于国有企业。

（二）财政政策

财政政策是政府为了达到提高就业水平、减缓经济的波动、防止通货过度膨胀和实现经济的稳定增长等经济目标，所采取的政府支出和政府收入等方式来调节总需求的政策，是国家干预宏观经济不可或缺的手段，主要包括政府支出和政府收入两种方式。

政府支出对企业投融资行为产生影响的方式主要有政府购买和财政补贴两种。政府购买主要包括购买货物、工程和服务等，作为公共财政行为，规模大、范围广，调控作用强。在政府购买中提高企业采购占政府采购总额的比例，降低企业参与招标的门槛，给予企业一定的价格优惠和倾斜，有利于企业整体向好发展。财政补贴形式主要包括有价格补贴、财政补贴、企业亏损补贴等，这是政府转移性支出，可以起到再次调节财富分配的作用。从企业的角度来看，财政补贴对企业具有直接的支持作用，如对于在培训及解决剩余劳动力方面表现突出的小微企业给予财政补贴，可以激励其提供更多就业岗位，辅导和吸纳更多剩余劳动人口；对于科技水平高、创新性强的新型企业及农村小微企业给予一定的创业投资补贴等，可以降低其经营成本，促进其快速成长，发挥示范效应。

政府收入包括税收和公债，其中税收对企业投融资行为产生的影响较大。政府税收具有强制性、固定性及无偿性等特点，是国家按照法律规定所取得财政收入的手段。目前对于中小企业发展的税收优惠政策可以将其分为以下 2 种：第一种是对中小企业的企业所得税、增值税和营业税进行一定程度的减免，这样有利于减轻中小企业的税负负担；第二种是在担保机构、再担保机构与金融机构和中小企业的融资业务办理时，实现税收减免或者一定的税前列支的优惠，这样有利于金融机构为中小企业提供更多的融资服务。

9.3.2 开发性金融支持

开发性金融指的是国家通过建立金融机构，为特殊的融资需求者实现中期乃至长期的融资，并且使用规范制度与市场建设的方式推动市场主体的快速发展，从而达到政府的既定发展规划。建设开发性金融机构的主要目的是提高国家的经济竞争力，实现金融安全，弥补由于体制方面的缺陷导致的市场失灵，建立可持续发展的金融机构。开发性金融机构背靠国家信用，能够实现市场原理与国家信用的有机融合。开发性金融的发展历程见表9－4所列。

表 9-4　开发性金融的发展历程

发展阶段	主要内容
政策性金融	仅将开发性金融机构视为政府财政的延伸,主要用于弥补市场失灵,一般通过财政性手段实现
制度建设	开发性金融主要用于推动制度以及市场建设,在经济运行中承担着国家信用的责任
市场主体参与运行	开发性金融主要以市场主体的身份参与经济运行,此时的经济制度和市场体系已经比较完善,金融运行已经与国家信用分离开来,开发性金融推进基础制度建设的目标也已经达成

开发性金融的特点包含以下几个方面的内容:

一是视国家信用为根基、市场业绩为支撑。开发性金融与政策性金融相比具有明显的进步。财政融资作为政策性金融的主要组成部分,主要包括通过财政的手段来实现损失和补贴工作的完成。但是其受规模较小影响,作用不够明显。而就开发性金融而言,其主要组成是市场融资和建设工作,将着眼点放置于市场业绩与国家信用两者之间达到相互协调的目的,落实国家的相关政策,实现政府目标。开发性金融资金的动态程度较高,具有更高的风险承受能力,相较于原来的政策性金融,其抗风险能力有了长足的进步,因此能够在更广泛的领域发挥作用,尤其是风险承受能力和业绩的提升,开发性金融发挥作用的空间更加广阔。注重市场业绩的提高,并非强调自身利益,而是要将资金更好地运用在新领域,确保经济社会的发展目标顺利实现。以往政策性金融完成国家政策的主要做法是通过保存本金、追求较小收益的方法。但是这种做法适用于市场建设存在较大不足时的财政融资。开发性金融与政策性金融作为金融在实际生活中的具体应用,具有不同的起源,前者源于市场建设工作当中,而后者来自财政方式。后者的能力和潜力均大于前者,正在经济社会的各个方面发挥越来越重要的作用。

二是坚定建设制度与建设市场的工作发展理念,这是开发性金融区别于商业金融的关键所在。商业金融是在现有市场上利用已有制度进行经济活动,获取利润。开发性金融是通过自身主动依赖于国家信用的威信力来进行整体上的市场与制度的建设,开拓尚未建设完善市场的地方,在已经有市场的地方建立适合的制度,完善和发展市场。凡是可以通过整合体制资源、进行制度建设获得盈利,虽然法人制度不完善、市场不完整但是仍具有发展前景的金融领域,都属于开发性金融的作用领域,尤其是那些政府部门关注的难点、重点区域。开发性金融以国家路线作为发展引领,将融资杠杆作为主要发展手段,将项目法人纳入政府的协调帮助体系之下,已完成培养、考核的目标,推进法人、治理结构、信用、治理体系的一系列建设,开发性金融同时丰富企业信用的组成内容,即将地方政府信用、金融信用、国家信用与企业自身四者之间进行有机结合,建立具有一定特色与优势的市场发展主体。

三是国家及政府组织信用增持。国家及政府组织增信由来已久,目前已经成了世界各国的一种惯例。开发性金融将国家发展开发银行具有的资金融通优势与政府组织优势相互结合,从而可以实现国家与政府组织的信用增持作用。这使开发性金融成为新型经济市场进行资源分配的基础性的支柱和平台。在增信的过程中,政府由被动参与逐渐转变为主动控制,以往与银行之间存在的互相冲突、分离的关系正在形成共同协作的关系。这一理论不仅在大型的、基础性的设施项目中适用，在社区金融等中小型企业融资活动中同样适用，不仅便于加强国家对经济的宏观调控，降低项目、行业的风险，还可以有效增强经济的活力。该理论的核心是创建一个信用信息体系以及风险控制系统，帮助增信方降低风险、减轻损失。

四是将融资优势与政府组织的帮助协调优势结合起来，加快经济发展与市场建设步伐。与西方发达国家相比，我国的经济体制存在其特殊性，所以开发性金融的发展也有自身特点。利用政府组织协调发展优势与开发性金融拥有的融资优势，提升市场建设与经济建设的工作效率是依据我国自身实际情况的开发性金融特点。我国作为社会主义国家，在社会主义建设初级阶段拥有的资源和已有制度能够使开发性金融的融资优势得到充分发挥，是建立在政府的组织协调优势与融资优势结合的基础上。在深化我国市场经济体制改革的过程中，政府具有规范制度框架与维持市场有序发展的双重身份特征，因此政府与市场优势的结合对市场发展有十分重要的推动作用。此外，在政府协调的基础上进行信用建设，能够发挥政府在市场建设以及市场秩序维护等多个方面的优势，有利于经济发展，对风险控制能力的提升也有一定的促进作用。

五是拥有面对大额长期风险的创新性制度优势。开发性金融机构的运行过程中免不了信贷风险的威胁，其主要表现在项目运行失败风险方面，经济呈现周期性波动风险以及体制不完善风险，而开发性金融的制度优势能将这些风险的危害程度下降到可接受的范围之内。具体而言，开发性金融可以利用大数法则控制项目失败的风险，提高成功率；可以通过证券化增强国家信用，使其具备较强的零售储蓄覆盖风险能力；可以将宏观调控与资本市场以及开发性金融进行有机的结合，实现对经济周期风险的控制；可以通过组织增信来降低体制缺损风险。

六是将政府机构债券与金融资产管理方式进行有机结合。开发性金融因为自身的运作模式，其融资领域与资金的管理方式与国债资金的运作存在较大不同。国债资金的具体管理模式是财政预算管理，没有收益与亏损之间的具体要求，而且不需要完成体制建设的工作；而开发性金融的管理需要通过政府协调，强化对金融资产的管理，借助组织增信实现资金效益与资产质量的提升，要求实现损益平衡以保证资产质量，从宏观的角度进行市场与体制建设。

第 10 章 生物基材料产业融资模式与特点

10.1 总体融资特点

10.1.1 融资需求规模巨大

从整个产业链来看，生物基材料产业涉及的上、中、下游行业众多。生物基材料产业链上游涉及 L-乳酸、D-乳酸、丁二酸、1，3-丙二醇等生物单体原料的生产与制造，中游主要涉及聚乳酸（PLA）树脂、二元酸二元醇共聚酯（PBS、PBSA、PBAT 等）树脂、聚己内酯（PCL）树脂等生物基合成材料的研发与生产，下游主要涉及对生物基合成材料的深加工以及应用。在生产到应用的完整过程中，各个节点均需要大量的资金投入，以推动整个产业的发展建设，因此生物基材料产业的融资需求规模巨大。据不完全统计，迄今全国生物基材料产业部分重点项目（包含蚌埠市）总投资已接近 1000 亿元。2020 年中国生物基材料主要项目投资汇总表见表 10-1 所列。

表 10-1 2020 年中国生物基材料主要项目投资汇总表

公司名称	项目名称	项目投资额（亿元）
山东同邦	30 万吨乳酸、20 万吨 PLA、10 万吨 PLA 纤维生产线项目	38
丰原集团	百万吨级生物新材料聚乳酸	120
大宗集团	60 万吨玉米淀粉聚乳酸生产项目	16
寿光金玉米	采用发酵法生产高光纯 D-乳酸	25
中化国际和蓝晶微生物	开启全球最大 PHA 生产线	4.30
麦得发生物科技	珠海量产医疗级 PHA	0.28
中粮生化能源	中粮生化能源（榆树）有限公司 PHA 项目	0.30
盛喜生物	PFM 生物降解材料及核心原料生产基地项目	0.30

资料来源：根据公开资料整理

10.1.2 资金回收周期较长

在我国"污染防治攻坚战"的背景下，使用无污染的生物基材料替代化工材料已经是刻不容缓，因此在当前生物基材料产业市场进行投资，未来可预期收益将十分可观。不过当前生物基材料产业正处于实验室研究阶段向实际投产和大规模应用阶段过渡。虽然生物基材料逐渐走向市场，应用不太广泛，但是总体实际应用规模还是较为优先，并且在产品成型加工技术及装备、微生物合成菌种、原材料研发等方面仍存在很大的进步空间。生物基材料向应用端的推广，也存在着产能不足和应用转化成本过高的短板；同时，由于生物基材料涉及"绿色环保"以及"低碳经济"的问题，新产品进入市场之前都必须经过研发、反复试验、申报、制造和推广等多个过程，导致在生物基材料市场应用还不成熟的现阶段，前期投入资金将长期被占用，无法在短期内转化为投资回报。

10.1.3 细分领域融资需求不同

由于生物基材料在环境友好、节能环保等方面的突出优越性，相关产业正逐步成为科技创新、科技导向型经济的重要舞台。产业发展阶段的风险特征不同造成各细分领域融资需求不同。一方面，研发得到的成果并不确保可以转换成有市场价值的产品，同时是否能进行大规模投产与生产环节中的成本控制、产品的实际性能均存在不确定性；另一方面，生物基材料产业固有的周期长、资金需求大的特点，使得投资的不确定性增加。此外还面临着来自全球市场的竞争压力。因此，在生物基材料产业涉及产业链较长、上中下游企业所面临的企业生命周期不同的情况下，当前发展阶段的薄弱环节和关键任务都有差异，所面临的融资需求规模和方式会有较大差异。

10.2 产业链具体融资特点

生物基材料产业的发展，是以生物基合成材料的研发和生产为核心展开的，根据上中下游各个环节的不同特点，企业的融资需求也存在差异。本节分析产业链各个环节融资特点并分析较为适合的融资模式。

10.2.1 上游融资特点

上游融资投向主要涉及如 L-乳酸、D-乳酸、丁二酸、1，3-丙二醇等生物单体原料的生产与制造。在上游产业中，技术改造和升级占有重要的比重，其升级效果对中下游产业的溢出效应较大，较高风险和收益并存是首要特点，主要以股权类和科创类的资金融资模式为主。

10.2.2 中游融资特点

中游生物基合成材料的研发与生产是整个生物基材料产业链的核心，整个生物基材料产业投资链的投资规模需以中游技术核心产业为轮廓估算，核心技术攻关、生产基地建设、产能提升以及市场推广都需要充足的资本作支撑，只有持续大规模的资本投入才能满足企业的巨大需求。总结起来，生物基合成材料研发与生产行业，最适合以产业引导基金和产业投资基金为主体、多种融资方式相结合给予金融支持；同时，由于地方的生物基材料产业园和产业基地建设多为企业和地方政府合作项目，地方政府在产业园建设中需要投入一定资金进行前期建设，而地方政府在财政资金压力较大的情况下，可通过 PPP 模式进行融资，以推动产业园项目建设；最后，若以突破关键研发技术为目的，通常较为适合的是科创类产业投资基金以及"投贷协同"模式。

10.2.3　下游融资特点

下游产业主要涉及对生物基合成材料的深加工以及应用，包括可降解包装材料、制塑制品、工程塑料、生物医药制品、纺织化纤、建筑材料、聚乳酸产品（家纺、医疗、服装）等。上游发展影响生物基合成材料的供给，下游发展影响生物基合成材料的需求。由于生物基材料产业链中，中下游深加工企业数量有限，上游 L-乳酸等单体的生产企业所占份额较大，且下游加工应用仍处于产业化示范阶段，且仅限于包装材料、餐饮具、农业、纺织、医卫材料等领域，缺乏优势品种和知名品牌，品牌影响力缺失。总体而言，整个产业链缺乏规模化生物基材料构建的终端用户和生产性服务企业；产业链上、中、下游企业尚未形成较为完整的有机联动机制，缺乏有效衔接，整个产业仍处于有技术、缺规模的局面。因此，资金投入主要以满足"产能提升＋产业链规模化"为目的，若是企业将取得技术领先的产品通过提升产能向市场推广，则更为适合的是产业发展基金等模式；另外，该领域的发展融资还离不开政府积极的产业政策支持。

10.3　企业生命周期具体融资特点

根据企业的生命周期理论，企业的成长周期涵盖初创期、成长期、成熟期和衰退期等 4 个阶段，考虑融资问题时，主要考虑企业的前 3 个阶段，同时还要考虑到生物基产业的高新技术产业特征，有必要量体裁衣，针对重点企业采取差异化的融资方式。图 10-1 展示了生物基材料企业在不同阶段可供选择的融资渠道。

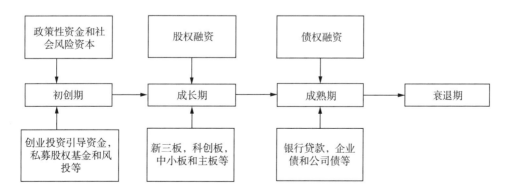

图 10-1　基于生命周期理论的生物基材料企业融资模式

生物基材料企业在初创期阶段，企业的经营规模小、前期投入大、风险高，难以吸引银行贷款等间接融资方式和以股权加债权为主的直接融资方式，因此利用自有资金是主要的融资方式。但是，企业自有资金比例一般较低，可能不足以满足企业的研发、生产、宣传等种种需要。因此，需要借助政府创业投资引导基金、社会风险资本以及政策性资金投入来填补企业重大的资金缺口。

成长期阶段，企业产品逐步得到市场认可，开始有正的现金流，此时企业为了把握高速成长的机会，在加大研发生产投入力度方面会有着较强的内在动力。考虑到企业已经初具规模，具备了一定的风险抵御能力，风险资本、新三板、创业板和主板上市的融资模式比较适用。

成熟期阶段，企业的经营风险和技术风险大幅度降低，客户群体和产品市场相对稳定，产品的销售收入成为企业的主要资金来源。此时，企业发展逐步进入格局化阶段，为了研发的后续投入，新技术、新材料、新设备的更新换代，以及对新产品的追求，企业对资金的需求会进一步加大。由于此阶段企业的经济效益高、现金流稳定、融资渠道大大拓宽，企业一般会选择相对而言融资成本较低的债权融资和留存收益这两种方式。

生物基材料企业生命周期的特征见表 10 - 2 所列。

表 10 - 2　生物基材料企业生命周期的特征

生命周期	财务特征	产品和市场特征	融资方式
初创期	经营活动现金净流量为－ 投资活动现金净流量为－ 筹资活动现金净流量为＋	产品规模小，开始进入市场	政府创业投资引导基金、社会风险资本以及政策性资金
成长期	经营活动现金净流量为＋ 投资活动现金净流量为－ 筹资活动现金净流量为＋	产品迅速占领市场，销售呈现快速上升趋势	风险资本和上市融资
成熟期	经营活动现金净流量为＋ 投资活动现金净流量为＋ 筹资活动现金净流量为－	客户群体和产品市场相对稳定，产品的销售收入成为企业的主要资金来源	银行贷款和发行债券

综上所述，首先，对于初创期的企业，融资模式应以社会风险资本和政府创业投资引导为主，辅之以必要的开发性金融资金；其次，对于成长期的企业，风险资本和上市融资比较适合；最后，对于成熟期企业，可以考虑通过银行贷款和发行债券等较低成本的方式进行融资。

10.4　生物基材料产业可行的融资渠道

生物基材料产业的发展涵盖政府资本和社会资本两大类投融资主体，主要包括产业实体资本、政府部门、各类投资运营机构以及开发性、政策性金融机构和商业银行等。为充分发挥各种融资渠道的优势，生物基材料产业要适度运用政策性、股权、债权融资手段，进一步优化企业自身资产结构，争取降低融资成本、不断优化资产结构。生物基材料产业融资模式分类图如图 10 - 2 所示。

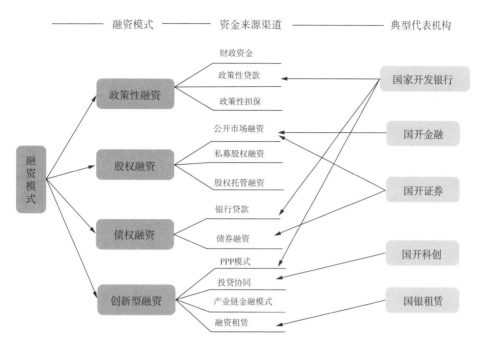

图 10 - 2　生物基材料产业融资模式分类图

10.4.1　政策性融资

政策性融资，是依据国家政策的总体指导，由各级政府或政策性金融机构提供的金融支持。政策性融资适用的行业产业多与国家发展战略和政策相关，有着较高的科技水平，或者顺应一些其他的国家产业政策，对企业的规模、经营情况等都有一定的要求。按融资方式来划分，主要有以下几类：

（一）财政资金

为支持生物基材料产业的发展，政府可为相关企业或项目提供优惠政策或直接财政拨款。常见的优惠政策有为生物基材料产业项目的建设提供用地保障、税收优惠以及贴息贷款等。由于直接财政拨款不利于提高资金利用效率，现已逐渐采用将财政资金注入产业引导资金的形式支持生物基材料产业的发展。所谓产业引导基金，通常由地市级以上政府联合当地金融机构发起成立。它以少量财政资金作为引子，达到基金放大效果，引导社会资本，扩大基金对项目的整体投入资金数量。政府引导资金主要可作用于 3 个方面：一是从财务上支持优质企业改制上市，为企业开启上市融资的可能；二是向经济效益不错的生物基材料产业企业注资，同时引导社会资金加入；三是为中、小型生物基材料企业提供贷款担保，解决此类企业融资难的问题。

从 2017 年 5 月份开始，安徽省谋划组建近 700 亿元的省级股权投资基金体系。2021 年安徽省级政府性股权投资基金总数已达到 77 个，其中包含母基金 17 个、子基金 60 个。该体系在产业覆盖范围、地市联动合作模式、基金细分领域专业度、基金管理机构选择等多领域均做出了重要创新。

基金的设立遵循"产业＋基金"和"基地＋基金"的发展思路，按产业类别、区域特色对各子基金的设置进行细分，提升资金在专门支持上的精确性，调整规模，更强调行业和专业定位，基本实现了对省内战略性新兴产业和 16 个地市的全覆盖。在行业分布上，涉及新材料、新能源、人工智能、电子科技、绿色节能、生物医药等多个领域。生物基材料产业具有战略意义，前景广阔，融资需求巨大，需要政府大力予以政策性支持，十分适合产业引导基金介入，未来对生物基材料的制造和应用领域，产业基金的支持必将成为重要的角色。

在省委、省政府"四送一服"双千工程（双千是指千名机关干部深入千家企业，四送是指送新发展理念、支持政策、创新项目和生产要素）的指导下，我省在全国率先设立 200 亿元的中小企业基金，意在培育一批创新能力强、发展速度快、科技含量高、产品供给优的"专精特新"中小企业，并为我省参与全球科技创新竞争扶持一批潜力企业。在"四送一服"工作开展过程中，省委、省政府配套编制了对实体经济发展的多项政策，内容涵盖支持科技创新、财政奖补支持、公共服务支撑。因此，生物基材料产业链上一些目前规模较小但发展前景较好的企业，也有望获得相应的支持。

（二）政策性贷款

广义的政策性贷款是中央银行和开发性、政策性金融机构（包括国家开发银行、中国农业发展银行、中国进出口银行）为落实中央在不同时期的经济发展政策，所发放的有特定用途和流向的各类贷款的总称。我国的政策性贷款往往属于国家宏观调控的一部分，与我国宏观发展政策有着紧密联系。而生物基材料产业作为蚌埠市"十三五"规划重点发展的高成长性先导产业之一，企业完全可以利用国家的政策性导向，向特定的金融机构申请专项贷款。例如开发银行对于科技创新、生态环保等生物基材料发展相关领域可提供大额、中长期的政策性资金支持，通常在资金成本上较非政策性贷款资金具有一定的优势。

（三）政策性担保

政策性担保，是通过各级政府控股或投资的政策性担保机构来解决企业的融资需求。目前许多发达国家已经推行了政策性的中小企业信用担保体系以扶持其发展，如美国。我国的政策性担保机构现状仍折射出一些问题，总体数量众多，但是平均资金规模较小，在保余额亦小，且大部分由于其商业性质，需要接受国有资产公司业绩、保值增值目标等方面的考察，实际上政策性不足，无法很好地履行政策性融资担保公司的任务。总而言之，虽然近年来各级政府积极支持中小科技企业发展，着力建设政策性融资担保体系，但是未来需要通过建立风险补偿机制等措施，打造生物基材料产业发展政策性融资担保体系。

根据《国务院关于印发推进普惠金融发展规划（2016—2020 年）的通知》（国发〔2015〕74 号）的要求，结合安徽省实际情况，安徽省人民政府印发了《安徽省人民政府关于推进普惠金融发展的实施意见》（皖政〔2016〕47 号）。该意见围绕我省金融改革与发展的持续推进的工作目标，重点提出要推进全省农村金融综合改革，深化农村合作金融机构改革，推广续贷过桥资金与"4321"新型政银担合作模式以及"税融通"业务等，在原有基础上进一步落实相关工作。

10.4.2 股权融资

股权融资，是指企业的股东自愿让出企业的部分所有权，增加股东数量、增加股东出资规模的融资方式。股权融资因其所得资金无须还本付息，且是具有长期性的、不可逆性的，既能帮助企业分担风险，又可以解决企业建立初期迫切的资金需求，是一种行之有效的融资方式。股权融资按融资的来源可划分为公开市场发售与私募发售两大类。

（一）公开市场融资

公开市场融资即通过股票市场面向公众投资者发行企业的股票以募集资金，具体形式包括常被谈论的企业上市、上市企业增发、配股等。该融资方式与信贷融资相比，可以募集数额巨大的资金，同时不需要硬性的本金偿还，风险承担能力较强，有利于多元化重大项目投资的主体，并且可通过股权激励机制间接作用于项目的开展和建设，以提高上市公司的运营效率，乃至可提高企业的知名度和信用等级，有利于企业在资本市场上的后续融资的进行。

公开市场融资之所以受到大量的企业青睐，不仅是因为前文所述原因，还有一个重要的原因是，在这种融资过程中，企业的市场价值将得到来自市场的出价的认可。但由于公开市场融资对企业的要求的标准较高，能够采用该融资方式的企业数量较为有限。我国的资本市场现状更是强化了这种限制，虽然我国现行法律法规并没有对民营企业上市加以更严格的要求，但在实际审批中，对民营企业上市仍旧存在着广泛的隐性壁垒，许多企业无奈通过借壳上市等进行融资。对生物基材料相关企业来说，这种迂回方式也是一种值得考虑的途径，生物基企业可以借此提高公司信用等级，助力企业实现资产增值。

此外，没有达到主板上市条件的生物基材料产业的相关公司，未来可以考虑在科创板上市。中国证监会于 2019 年 1 月 30 日发布了《关于在上海证券交易所设立科创板并试点注册制的实施意见》，重点扶持新一代高端装备、信息技术、新材料、新能源、生物医药以及节能环保等战略性新兴产业与高新技术产业。而蚌埠市目前除去丰原生化、中粮生化以及雪郎科技等几个龙头企业以外，其他生物基材料企业可能面临资金不足的问题，因此，符合科创板上市条件的企业可以借助科创板完成对发展前景巨大的科创型企业的股权融资，获得企业发展初期所需要的资金支持。

（二）私募股权融资

私募发售，是指企业自行寻找合适的投资者，通过投资者入股为企业增加资本的融资方式。由于股票上市发行的门槛较高，该融资方式难以覆盖许多中小企业，因此，民营中小企业股权融资的主要方式之一就是私募股权融资。私募股权融资方式可以根据被投资企业的发展阶段划分为创业风险投资、成长资本、并购资本、夹层投资、Pre-IPO 投资以及上市后私募投资。

1. 创业风险投资

创业风险投资主要指向技术创新项目以及科技型初创企业，在企业初期想法和理念诞生—形成概念体系—产品设计成型—产品实际生产—产品投放市场这一新企业面世的整个环节中，提供资金支持、咨询等服务，使企业从初期阶段得以充分发展壮大。创业风险投资能够为创业企业提供财务、技术、市场、营运等多方面的引导与支持，但是也伴随着较大的风险，投资方进行投资的期待是未来部分投资的企业稳定运营后带来丰厚的回报，弥补其他项目的损失。

2. 成长资本

成长期投资面向的是成长期的企业。成长期企业的产品与项目，已从研发阶段发展到市场推广阶段，并获得一定的收益。成长期的企业，其运营模式已初见成效且具有一定的潜力，运营规模也有了稳定的发展，现金流情况健康可控，相对来说风险更易控制而收益可观。成长资本是我国私募股权投资中占比最大的模式。

3. 并购资本

并购资本主要通过收购目标企业股权以得到目标企业的部分控制权，再对收购企业的管理经营等进行干预，提升其经济效益和自身价值，以从中获取利益。这种模式在实际环境下往往涉及资金数额较大，且一般要谨慎考察被收购企业的运营情况和未来发展潜力，一般多见于发展成熟的企业。

4. 夹层投资

夹层投资是一种具有债权投资、股权投资双重性质的投资方式，主要针对已实现初期股权融资流程的企业，实质上可以视为一种附有权益认购权没有担保的长期债权。这种债权往往有着对应的认股权证，投资者可依据事先约定的相关事项和价格对被投资的公司的股权进行购买或进行债转股。夹层投资之所以如此命名，是因为从会计角度，在公司的财务报表上，处于上层的优先债与底层的股权资本之间，其风险也处于二者之间。和风险投资不同，夹层投资较少追求对股权的控制，往往亦不愿就股权长期持有，更倾向于快速出手变现。当企业在一些急需资金的关口，例如两轮融资之间，或上市之前的最后筹备阶段，这类投资者往往会突然现身填补企业现金需求，然后在企业渡过相关关口后迅速退出，这也是"夹层"称呼的另一方面的由来。这种投资模式的风险相对较小，对回报率的追求一般也处于20%～30%这样一个不算高的水平。

5. Pre-IPO 投资

Pre-IPO 投资主要集中处于上市前阶段或者预期即将上市，在运营生产销售资信水平等均已达到可上市水平的企业，在投资企业上市后，再于公开资本市场上将股票出售以回流资金。这类投资者主要分为如高盛、摩根士丹利等投资基金的投行型投资基金以及战略型投资基金两种。投行基金往往兼具投行和私募股权投资者属性。身为投资银行家，他们可以直接帮助公司 IPO，而身为私募股权投资者，他们可以认可公司的股票，这将有助于提高投资者对公司股票的认可。因此，投资银行类型的投资基金往往有助于企业成功发行股票。战略型投资基金承诺提供客户、管理、技术和其他资源，在建立标准化的公司治理结构之前，协助已登记的企业，或提供专业的财务咨询意见。如果股票受到投资者的广泛接受，还可以从投资中得到更高的回报。

6. 上市后私募投资（PIPE）

上市后私募投资（PIPE）是指以市场价格的一定折价率购买上市公司股份以扩大公司资本的一种投资方式。PIPE 投资可分为结构和传统 2 种投资。结构类型发行的是可转债，可转换为优先股或普通股。传统的类型则是，PIPE 发行者与 PIPE 投资者按固定价格发行优先股或普通股，与诸如二次发行等传统融资方法相比，PIPE 融资的成本和效率相对较高，而且不需要太多审查，因此获得资本的成本要低得多。对于中等规模和快速增长的部分上市的企业来说，这是一个很好的方式，它可以解决传统股权融资的程序冗杂问题。

私募股权投资的收益分为 3 类：公开发行上市、出售或兼并以及股权重组。私募股权融资不仅具有长期投资和增加资本的优势，而且可以带来新技术、新管理模式等对企业运营的优化。投资者如果在行业内有着较高的地位，他们的声誉和资源在未来的公司上市中也将有助于提高股票价格和提高二级市场的成果。股权投资市场比不明确和不可预测的公开市场更为稳定。在采用私人投资的过程中，竞争对手可能是隐性的，因为披露仅限于投资者，不应该像清单一样公开。在选择投资者时，公司可以选择合作的金融投资者或战略投资者，但必须了解金融投资者和战略投资者的各种实际情况以及他们对投资设施的差异性要求，并与自己的投资条件结合起来做出判断。

生物基材料产业若干子行业具有高技术密度、高风险以及高投资回报的特点，这些行业将会受到产业投资基金的追捧，为生物基材料企业和项目注入活力。私募股权投资资金具有明显的优势。这种融资方式与银行贷款相比有着更加长的周期，高风险同时匹配着高额回报，因此和生物基材料企业或项目的回报与投入特征相符。另外，投资者在选取项目时，将深入考察企业实情、运营管理团队及未来的发展可能，详细考察产品市场、人员素质及经济核算等。在资金到位之后，可以有针对性地为企业或项目提供增值服务和经营管理助力，因此，对于挖掘生物基材料企业和项目的潜在价值与进一步发展壮大有很大作用。

（三）股权托管融资

股权托管，是指股份制公司委托有相应资质的、具有普遍社会公信力的第三方机构，集中登记管理委托公司的股权持有情况的行为。股权托管是民事行为，是主要面向非上市股份有限公司的一种社会化服务。其本质在于由客观公正的第三方出面，弥补非上市股份有限公司股东名册的管理缺位，提供具有公信力的股东名册记录，为股东提供有公信力的所持股权权属证明。可以降低非上市公司的管理成本。

对非上市公司进行股权托管，旨在实现对公司非注册股权进行标准化管理。它有利于加强对国有资产的管理，防止国有资产流失。它有利于促进高新技术产业的迅速可持续发展，促进金融与产业之间的结合，在多个层面建立资本市场，实现交易创新和产权制度。它有利于业务的正常化和提高管理水平，扩大投资和金融渠道，节省财政费用，吸引社会资本和实现多样化。它有利于提高企业的信誉，作为未来公开发行和登记股票的前置。它实际上可以管理股票变更，防止欺诈，增强股东的流动性，扩大股东融资渠道，通过股票证书和调查权信息，减少不对称信息。它还可以帮助终止黑市交易、私下交易和其他非标准化行为，保护企业和社会的利益。

安徽省股权托管交易中心于 2013 年 8 月 1 日在省工商行政管理局登记成立，意图是鼓励科技创新和激活民间资本，促进中小微企业股权交易和融资，增强金融服务实体经济的支持作用，积极参与全国证券场外交易市场建设，助力区域经济发展。目前在其托管企业总数为 7789 家，其中挂牌企业为 7467 家；目前融资总额为 5489881 万元，其中股权融资额为 3139169 万元、债权融资额为 2350712 万元。

为了响应证监会发布的《关于在上海证券交易所设立科创板并试点注册制的实施意见》，安徽省股权托管交易中心科技创新专板于 2019 年 4 月 24 日开板，首批挂牌企业数量达 787

家，截至 2021 年 5 月 4 日达到 2352 家。安徽省政府办公厅还于 2019 年 4 月印发了《安徽省聚焦创新驱动引领发展打造省股权托管交易中心科创板的实施方案》，该方案指出合肥、芜湖、蚌埠要在推动科创企业挂牌"数量上规模、质量上水平"上起到牵头表率作用。据研究情况可知，蚌埠市目前除去丰原生化、中粮生化以及雪郎科技等几个生物基材料相关龙头企业以外，其他中小型企业中，可能有符合上市条件，但上市愿望较为迫切，希望尽早完成上市或挂牌的。或者可能有有意向进入资本市场但是没有达到相关规定的要求的，以及尚未做好相关准备，或完全没有相关计划的。这些企业完全可以通过在中心挂牌借助科创板上市来完成股权债权融资，进而通过此平台向更高层次的上交所科创板等转板上市。

10.4.3 债权融资

债权融资是指企业通过举债的方式进行融资。企业对债权融资所获得的资金承担其利息，另外，在借款到期后偿还欠债权人的本金。另外，债权融资可以分为直接融资和间接融资。

（一）银行贷款

1. 项目贷款

项目贷款的资金流向为项目。它作为贷款，还款周期较长，要实行这种融资方式，或者贷款人有较为可靠的抵押物，或者项目未来有着比较可靠的后续收益，可用于生物基材料产业项目、产业基地建设等。例如，2019 年第一季度中原银行濮阳分行全力支持濮阳生物基材料产业发展，累计发放贷款 16.5 亿元，其中向濮阳市化工及生物基材料产业放贷余额 3.1 亿元，授信上亿元重点支持龙都天仁、华乐科技、永乐科技、星汉生物、青源天仁等企业加强项目建设，完善产业链条，培强壮大企业主体；同时，中原银行南乐支行支持县域实体贷款余额达 5.6 亿元，全面深化与各类产业基金的合作，通过多种金融产品及时满足企业融资需求。2020 年，蚌埠银保监分局积极响应生物基材料产业融资规划，引导银行机构围绕产业链供应，"政银联动"为全国首个新型工业化生物基材料产业示范基地各类企业提供授信超 25 亿元，为生物基材料龙头企业累计让利 2920 万元。山西省发改委与国家开发银行、中国农业银行、中国工商银行、中国银行、中国邮政储蓄银行、中国建设银行六大行山西省分行展开协作，共同设立了千亿元以上授信额度的新基建贷款专项，为山西新基建注入金融活水。山西省将围绕生物基新材料、特种金属材料、碳基新材料、半导体材料、高端纤维及复合材料、化工新材料、无机非金属材料等新材料特色产业集群，聚焦建链、延链、补链、强链，打造这 8 个具有全国比较发展优势的特色产业链条。

2. 流动资金贷款

流动资金贷款是为弥补生物基材料企业在实际研发运营过程中的短期资金缺口而发放的贷款。这种方式是一种具有手续简单快捷、整体周期短、融资成本较低、周转性较强等优势的常见融资方式。

3. 并购贷款

并购是企业规划进入新行业、新市场或进行产业结构转型的重要途径之一。并购贷款由购方或其子公司向银行贷取以支付兼并行为中的资金，是目前股本权益性融资中仅有的可以运用的信贷类产品。这种方式有利于企业加快发展速度，降低股权筹资成本，有高收益、高风险的特点。

4. 知识产权质押贷款

知识产权质押贷款是指以法律承认的正当的专利权、著作权、商标权的财产权进行贷款，银行根据被质押物的经济价值估算贷款额度。对于一些生物基材料中小企业，尤其是研发性企业来说，实体资产不够充足，能够在银行融资中被认可的抵押品少，整体资信级别不够高，银行多不愿向其发放贷款。在这类企业这种融资难的现状中，知识产权质押贷款值得为其考虑实际可行性。由于知识产权价值变化太快、变现太难，对知识产权的真实价值较难进行准确评估等原因，知识产权质押贷款实施操作存在难点。

5. 规划合作贷款

规划合作贷款是国家开发银行的特色金融产品。规划合作贷款为满足客户落实各类规划，对其展开调查，以及编制相关项目策划、可行性研究报告等前置工作而批准的一种特殊贷款。它的一般期限在一年以上，主要目标在于通过项目前期融资帮助，与有着足够资质和较高科技水平的科研机构进行协作，降低项目实施的风险，规范、科学地做好各项设计、研究工作，提高项目实际落实过程中的速度和质量。规划合作贷款对于生物基材料产业，尤其是处于初始阶段的生物基材料项目具有一定的适用性。

（二）债券融资

相对于银行贷款来说，这种融资方式适用于后期收益稳定的大型项目，因为其流程比较长且复杂，但融资金额较大，相应的成本也比较低。债券的品种较多，主要债券融资工具见表 10-3 所列，使用债券融资方式，资金用途广泛，期限比较灵活，能满足生物基材料公司产能提升、日常运营以及市场推广等多方面的需求。目前蚌埠市生物基材料相关企业的融资渠道大多来源于银行贷款，而大多数债券融资可用于维护日常运营以及偿还银行贷款，用以缓解流动性压力。

表 10-3　主要债券融资工具

主管部门	产品名称	期　限	资金用途
证监会	公司债	1 年以上	偿还银行贷款、补充营运资金、项目建设
国家发改委	企业债	1 年以上	偿还银行贷款、补充营运资金、项目建设
中国银行间市场交易商协会	永续票据	3+N，5+N，理论上无固定到期日	偿还银行贷款、补充营运资金、项目建设
	资产支持票据 ABN	与基础资产未来现金流匹配	基础资产项目日常运营
	项目收益票据 PRN	与项目运营期匹配	项目建设
	私募债（定向工具）PPN	1～5 年（一般为 3 年以内）	偿还银行贷款、补充营运资金、项目建设
	中期票据 MTN	2～10 年（一般为 3 或 5 年）	偿还银行贷款、补充营运资金、项目建设
	短期融资券 CP	1 年	偿还银行贷款、补充营运资金
	超短期融资券 SCP	270 天以内	偿还银行贷款、补充营运资金

1. 公司债和企业债

公司债是由有限责任公司或股份有限公司依照法定程序发行、约定在一定期限内还本付息的有价证券。公司债是发行公司依据自身经营实际需求和具体情况所发行的债券，主要作用包括改善公司资金来源结构、固定资产投资、优化公司资产构成、进行技术和设备的更迭、降低公司财务成本、覆盖公司并购需要和进行资产重组等。而企业债一般是由中央政府部门所属机构、国有独资企业或国有控股企业依照法定程序发行、约定在一定期限内还本付息的有价证券。企业债其资金流向受到政府批准的影响较大，限制较多。

2. 票据

中期票据是介于商业票据和公司债券之间的一种融资方式，期限范围最短 9 个月最长 30 年。永续票据如字面意思没有期限，债权人不能要求清偿，但可按期取得利息。资产支持票据 ABN 指由特定资产所产生的可预测现金流作为还款支持，并约定在一定期限内还本付息。项目收益票据 PRN 由项目实行方发行，其偿债来源以项目收益为主，且期限可覆盖整个项目投资周期，包括项目建设阶段与运营收益阶段。这类票据的发行不仅对于发行公司的信用要求较高，而且融资所需成本较为低廉，更适用于生物基材料相关企业的项目建设、中长期流动资金、银行借款的置换等。

3. 短期和超短期融资券

短期融资券是指企业在银行间债券市场发行，即由国内各金融机构购买不向社会发行、交易并约定在一年期限内还本付息的有价证券。与其他融资方式相比，短期融资券有以下优点：一是能够节约成本。融资周期短，更为灵活。其几种制度都能减少所需时间，比如备案制，可以减少审批环节从而缩短审批流程。余额管理制赋予发行方更多的灵活性，可根据自身实际需要决定发行债券的利率等各项规定。银行间市场聚集了市场上最主要的机构投资者，包括商业银行、保险公司、基金等，它们资金规模大，有利于发行人在短期内完成融资。三是有利于树立企业的市场形象。在发行期间，由于相关规定，企业需要定期公布自身经营和财务状况，借此展示自身的优势和自身的突出竞争力，为企业后续发展助力。

银行贷款受国家宏观政策、银行自身资本充足率和存贷比等因素的影响较大。股票融资面临的市场波动风险无法消除，作为企业的融资方式时，其过程有太多企业无法控制的外部因素。与银行贷款、股票融资相比，超短期融资券作为一种新型融资模式，融资过程中面临的外部干扰较少，融资过程也较为顺畅。作为企业短期直接债权融资产品，其流动性良好，到期的回报也较为稳定。生物基材料相关企业的生产经营可以考虑这种融资模式。

4. 私募债

私募债是一种在一定期限内还本付息的公司债，它的发行主体是中小微型企业，募集对象限制在一个较小的范围内，一般与发行者有特殊的直接联系。这种模式往往以非公开的方式发行和转让。这种债券的发行成本较低，往往还能获得地区性的政策优惠。其投资者大多数为银行或保险公司等金融机构；同时，私募债募集的资金能够很好地贴合发行方的实际需要，周期一般为两年，略长于银行贷款。与公募债券面向社会公开发行不同，私募债主要采用合格投资者制度。根据有关规定，企业法人、传统机构投资者、高净值个人投资者、金融产品以及发行关联方等都属于合格投资者。私募债的发行申报制度采用的是备案制，相对于企业债、公司债所需要的核准制发行模式而言，备案制更加方便且快捷。私募债的发行程序简单易行，而且发行速度快，可避免因履行登记义务而错失更好的发行时间。当一家公司有良好的投资机会，迫切需要财政支持，私募债是一个非常好的选择。私募债往往用于特定的销售，这使得发行人可以节省大量公开承销费用及发行成本。同时，由于私募债的投资构成群体经济实力较强，购买能力有保障，因此发行的不确定性较低，资金来源容易把控。根据政策导向，中小企业私募债券期限以 1～3 年的中长期限为主，且债券大多按年付息，到期一次性偿还本金，因此在借款期内现金流出比较确定，有利于发债公司优化财务结构。因此，对于符合条件（能获得大型国企或者国有担保公司担保）的生物基材料企业，完全可以通过发行私募债的方式获得融资。

5. 中小企业集合债券

对于生物基材料中小企业来说，可以通过联合发行中小企业集合债券来募集资金。中小型企业共同构成债券发行的主要机构，每个企业都确定债券发行额，并由一家银行或担保公司担保，这是向投资者发行债券的一种综合形式。债券发行权、每个企业在中小企业集体债券中承担的困难和信贷要求大大低于企业债或公司债，这是解决中小企业在生物材料行业融资困难的一个重要途径，以便为中小生物基材料产业企业开辟新的融资渠道。

在使用债券进行融资时，还可灵活地使用一类具有特殊类型的债券，例如绿色债券以及绿色资产支持证券（简称绿色 ABS）来支持生物基材料产业的发展。其中，绿色债券是企业发行债券融资用于有节能减排特性的生产活动或用于生产环境友好型产品。2015 年中国人民银行发布的《绿色债券支持项目目录》中，明确指出了绿色债券的六大支持方向（如图 10-3 所示），可以看出，绿色债券十分契合生物基材料产业链上各个环节的融资需求。例如，广东

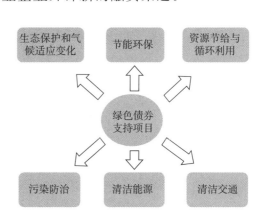

图 10-3　绿色债券的六大支持方向

省树业环保科技股份有限公司于 2018 年 8 月 10 日发行了关于"膜到膜"光学级 BOPET 薄膜生产线项目的绿色债券（简称"18 树业环保绿色债"）。绿色资产支持证券也是绿色债券产品的一种，是以项目所属的资产为支撑的证券化融资方式，或以项目所拥有的资产为基础，以项目资产可以带来的预期收益为保证，通过在资本市场发行债券来募集资金的一种项目融资方式。蚌埠市目前生物基材料产业的发展大部分是依靠重大项目为支撑的，因此可以充分利用绿色 ABS 的优势，在生物基材料产业发展的运营、推广等环节使其大放异彩。

10.4.4　创新型融资

（一）PPP 模式

PPP 模式，即公共（Public）私营（Private）合伙（Partnership），始于 20 世纪 90 年代，是一种公共产品和服务的提供模式。PPP 模式中政府与社会资本形成合作关系，以政府为总领和主导，社会资本加入公共产品的生产和提供中去。

PPP 模式具有以下优势：第一，PPP 是一种新的项目融资模式。PPP 是以项目作为牵头机构的筹资活动，项目的状况对其起到决定性作用，诸如政府对项目的规划和相关政策、项目的实际运营落实和未来收益情况，项目参与者的资信情况在这种情况下考虑得不多。项目公司的资产和政府承担的有限债务在这种情况下更多的是一种担保，项目的直接资金回报是资金来源。第二，PPP 融资模式可以增加私人资本对项目的参与，以提高效率和降低风险。现有的项目融资模式缺乏这种能力。部门和政府的私营公司在整个项目过程中根据特许权协议进行合作，双方共同负责整个项目的生命周期。PPP 的运作使私营企业能够参与项目的初步验证、设计和可行性研究，这不仅有助于减少私营企业的投资风险，还有助于在项目中采用更有效的私营企业投资和建筑管理方法与技术，并能够有效地操控项目的进度和实施，从而有助于分散和减少风险，更好地使公共和私营企业从中受益，对于缩短项目周期、降低项目交易成本，甚至降低资产负债比例具有积极的实际意义。第三，PPP 模式可以在某种程度上保证私人资本的逐利性。私营部门的投资是寻找可以同时偿还贷款并获得投资受益的项目，而不符合成本效益的基础设施项目则不会吸引私人资本。通过 PPP 模式，政府可以通过提供适当的政策优惠来补偿私人投资者，从而可以令人满意地平衡多个方面。例如向私人公司提供税收减让、信贷担保以及土地上的优先发展权。这种种方式都有助于提高私人资本投资项目的热情。第四，PPP 模式在减少政府投资负担和最初风险的前提下，提高项目服务的质量。PPP 模式公营部门和私营公司共同参与项目的建设和运营，私营公司负责项目的融资，这可能增加项目的资本，从而降低负债和资产比率，而且可能不仅减少政府的支出，还可能将项目风险转移给社会资本，从而提高政府的安全性。与此同时，双方可以为改善社会生活提供一个长期的、互利的目标。

由于生物基材料产业链涉及行业企业众多，企业之间若能合理分工、系统配合，可以充分发挥协同效应，因此产业集群化值得很多相关企业考虑。例如，中国目前较大的生物基材料产业示范区包括山东潍坊生物基新材料产业园、河南濮阳南乐县国家级生物基材料产业园以及昆山生物基材料产业园。在地方政府债务总量限制的背景下，地方政府及企业可以通过 PPP 模式建设开发产业园支持产业发展。

财政部政府与社会合作资本中心数据显示，截至 2021 年，PPP 项目库中关于生物基材料产业的相关项目总数有 9 项，其中处于执行阶段的有 5 项、处于采购阶段的有 4 项（见表10－3 所列）。从项目总数和具体实施阶段来看，我国生物基材料产业基础设施 PPP 项目虽刚刚起步，但发展前景广阔。

表 10－4　PPP 项目库中关于生物基材料产业的相关项目（截至 2021 年）

序　号	发起时间	项目名称	所处阶段	投资金额（万元）
1	2015 年 12 月	河北省定州市规模化生物天然气示范项目一期工程 PPP 项目	执行阶段	26400
2	2016 年 3 月	莒南县生物热电综合利用项目	执行阶段	22039
3	2016 年 9 月	生物材料产业园车间、办公楼建设项目等	执行阶段	40000
4	2016 年 12 月	河南省开封市杞县生物质秸秆焚烧发电 PPP 项目	执行阶段	29221

（续表）

序　号	发起时间	项目名称	所处阶段	投资金额（万元）
5	2017 年 3 月	云南省保山市龙陵县现代生物产业园建设项目	采购阶段	86053
6	2017 年 6 月	山东省潍坊市寿光侯镇高分子新材料产业综合体（一期）PPP 项目	采购阶段	87107
7	2017 年 6 月	山东省东营市 33 万吨/年秸秆热解制生物燃料项目	执行阶段	50800
8	2017 年 6 月	山东省淄博市周村区王村新材料产业聚集区建设项目	采购阶段	71704
9	2017 年 11 月	滕州市有机固废生物转化项目	采购阶段	13885

资料来源：财政部政府与社会合作资本中心数据

（二）投贷协同

投贷协同模式是指"信贷＋股权投资"的融资方式。其中，商业银行与股权投资机构分别负责投放信贷和资金。投贷协同业务将债权融资与股权投资相结合：一方面，股权投资向债权投资提供风险补偿；另一方面，债权投资通过财务支持企业经营活动，间接提高企业的股权投资价值。这二者相结合，产生协同效应。例如，早在 2011 年时，开发银行旗下的中非发展基金，就与四达时代通讯网络技术有限公司签署关于在非洲共同建设地面无线数字电视网络的合作协议，四达时代因此获得了开发银行的贷款支持，从而形成了"贷款＋投资＋产业"三位一体的合作模式。2011 年，为服务"五点一线"沿海经济带发展战略，国家开发银行与政府合作成立地方投资平台，国开金融出资 2 亿元，投贷协同支持长兴岛经济区的建设，开发银行累计发放贷款 340 亿元。

另外，目前我国各大银行积极开展的"投贷联动"模式亦为投贷协同的一种，其股权投资主要由 3 种机构负责：商业银行集团内部具备投资资格的子公司、银行，外部风险投资机构（PE/VC），以及其他机构共同发起的股权投资基金或者有限合伙企业等 SPV，具体运作模式如图 10 - 4、图 10 - 5、图 10 - 6 所示。

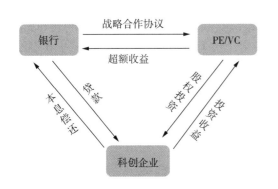

图 10 - 4　银行＋PE/VC 模式投贷联动示意图

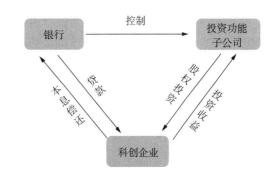

图 10 - 5　银行＋银行投资子公司模式投贷联动示意图

例如，2014 年 5 月，浦东发展银行上海分行、浦发硅谷银行、邦明资本和上海创业接力融资担保有限公司，联合推出了"硅谷动力贷"，采用"债权先行，股权跟进"的方式，为上海杨浦区的科技创新型企业给予信贷支持。由于浦发硅谷银行其时尚且不能进行人民币贷款业务，因而借助其股东浦发银行来发放贷款并承担 15％的敞口，85％的余额担保由上海创业接力融资担保有限公司提供。浙江中新力合融资担保公司进行再担保，额度为 50%。四方锅炉和天跃科技 2 家公司，浦发银行分别给予其 1500 万元和 800 万元的 2 年期贷款，基准利率下浮 8%，并向邦明资本提供 1600 万元和 1250 万元的股权投资。

2010 年 6 月，招商银行推出"千鹰展翼"计划，为企业提供债权融资方案，并凭借与 PE 等机构的合作为企业提供股权融资，形成直接融资与间接融资相匹配的新型融资方式。

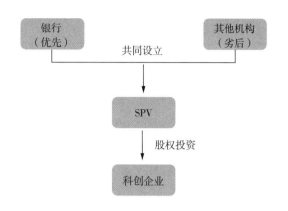

图 10 - 6　银行＋SPV 模式投贷联动示意图

另外，招商银行还凭借其境外子公司——招银国际金融有限公司，来开展投贷联动。2015 年 6 月，SOLARZOOM 光储亿家获得招银国际的股权投资。

2015 年 6 月，兴业银行推出包括三板贷、新三板股权质押融资、投联贷、投贷通等 4 大类产品的"三板通"系列产品，为符合准入要求的新三板挂牌企业提供千万元的信用免担保贷款额度，并为其提供兴业银行集团内部乃至兴业银行认同的股权投资机构所提供的股权融资服务。"三板通"推出之后 1 个月内就有 10 多家新三板拟挂牌和已挂牌企业借由该系列产品获得融资。

2013 年，北京银行和车库咖啡签署了战略合作协议，发布了为车库咖啡创业企业打造的金融服务方案，并推出了名为"创业贷"的专属信贷产品，从股权投资的视角出发，为其专门打造贷款方案，使得创业企业获天使投资和 VC/PE 投资的额度及比例大幅度提升。

对应于生物基材料产业，投贷联动模式应当主要参与到支持技术密集型企业的研发工作中来，重点支持其在关键技术领域取得突破，不建议用来支持企业扩大产能等项目。国家开发银行成功入选首批全国"投贷联动"试点银行，旗下设立了境内投资子公司——国开科技创业投资有限责任公司。

（三）供应链金融模式

产业链融资主体是相关资质的金融服务机构，在融资准备阶段，这些机构会对整条产业链的上下游企业情况进行考察，整体性地分析产业链的构成和衔接，对产业链中核心企业的运营实力、财务状况和信用风险等情况进行深入刻画，最终向产业链上的各家企业提供有针对性的金融产品及服务。供应链融资与产业链融资相比，前者涉及一个行业的上下游企业，后者则涉及一个产业的上下游企业。这种融资模式会利用某个行业供应链上参与各方包括核心企业与金融机构乃至上下游中小企业，形成物流、资金流和信息流的优势互补，可以根据现金流控制，考虑供应链中企业的交易关系和行业特点，制定整体金融解决方案，并以核心企业资质作为供应链上下游企业的信用担保。

供应链金融主要有以下几种模式：一是应收账款融资模式，金融机构经过综合评估后给予生物基材料上游企业一个授信额度，可以循环使用；下游购买企业将需要支付给上游企业的款项支付给银行，由此完成一个封闭的资金链循环。二是预付账款融资模式，金融机构向上游供应商企业开立承兑汇票，供应商发货后，货物产权由金融机构控制，企业通过向金融机构定期还款分批提取货物。三是存货类融资模式，下游制造企业向相关金融机构申请专项贷款，获取原材料，开展生产活动。当订单合同完成后，企业偿还贷款。四是信用贷款融资模式，通过供应链的数据搜集，以企业信用为核心，建立相对完善可参考的信用评级系统，依据信用评级不同，进行不同的授信，以防范未来潜在的信用风险。

这种模式通过各自不同的方式，实现把单个企业的不可控风险转变为包括上、中、下游企业在内的整个产业的可控风险，不仅降低了整体风险，而且使得僵局被打破，形成互联互通，降低了融资过程的各方面损耗，并能够在一定程度上解决中小企业融资难、融资贵的问题，有利于提升核心企业及配套企业乃至整个产业链的市场竞争力。对上、中、下游企业众多的生物基材料产业来说，这种融资模式非常合适。

（四）融资租赁

融资租赁是指出租人作为中间人，根据承租人的要求选择租赁物和供货人，向供货人购买租赁物件租给承租人使用的一种融资模式。在融资租赁中，承租人向出租人支付租金，出租人仍保有物品的所有权，承租人则拥有租赁物件的使用权。融资租赁主要有以下几种模式：

1. 风险租赁

出租人的出租行为带有投资性质，通过租赁债权等方式，以租金和股权收益等为回报。其中，主要回报仍旧是租金，占比一般达到全部的 5 成左右。剩余部分中大约有不到一半来源于设备的残值等。余下的部分的处理由双方自行约定，比如购买承租人的普通股权。这种融资形式对高风险、高科技产业来说是一种较为适用的融资方式。在出租人把设备向承租人出租这一过程中，将承租人的一部分股东权益转化为租金，以给付设备成本部分的股东权益。但是与此同时作为股东，出租人可以参与到承租人经营决策之中，从而影响承租人。在风险租赁过程中，租赁双方可以享受到其他融资租赁不具有的好处，从而双方对风险收益的需求可以同时获得满足。

2. 捆绑式租赁

捆绑式租赁又称三三融资租赁。三三融资租赁是指承租人的包括保证金和首付款在内的首付金，不低于整体租赁标的价款 3 成。厂商在交付设备时，所得货款大体上是全款 3 成左右，余款在租期一半的时间内分次支付，而租赁公司的融资程度大约在 3 成左右。在这种融资模式中，出租者、承租者、生产者形成风险和责任交错开分担的格局。

3. 融资性经营租赁

融资性经营租赁，是指在融资租赁的基础上，计算租金时留有超过一成以上的余额。出租人可以根据自身选择是否维修保养租赁物。租期结束时，承租人有着续租、退租和留购等选择。在会计处理上，租赁物件的计提折旧由出租人进行。

4. 项目融资租赁

这种租赁方式中，依靠项目自有的财产与效益担保，出租人仅仅以项目的现金流和效益去决定收取多少租金，对承租人项目以外的财产和收益不享有权利。在该融资过程中，出租人通过自己控制下的租赁公司，可以在此过程中扩展市场，促进销售。这种融资方式的主要风险一般是项目自身经营状况不理想与承租人信用问题等带来的租金不能收回的风险。

5. 结构式参与融资租赁

这种融资方式融合了一部分风险租赁的特征，在融资过程中带有一定的推销目的。其主要特点包括由供货商组成出租人，融资过程中不需要担保，对租金、租期等也没有固定的约定，回收资金一般依据承租人的现金流进行折现计算，出租人在从出租行为中得到回到的同时，还可以在一定期限内获得经营收入。

6. 销售式租赁

这种融资方式的主体是流通部门或产品制造者，采用融资租赁方式，以自己控制或影响的租赁公司为中介实行产品销售，并在后续为客户提供多种配套服务。出卖人和出租人表面相互独立，但是实质上二者是统一的。在这种融资租赁模式中，租赁公司既是融资的中介机构，也是交易和信用的中间人，租金回收的风险由其自主承担。这种租赁方式的优点是融资过程中，可以通过联动生产者进行产品促销来降低应收账款等风险发生的可能，从而可以促进商品流通并分散风险。

融资租赁模式有着融资和融物的特点，实体租赁物的可处置性相当于为这种融资模式进行了一定程度的风险兜底，故而可以适当弱化对企业的担保信用相关方面的要求。同时，生物基材料产业要求前期投入大量资金，对处于初创期的生物基材料中小企业来说，这一融资模式能够很好地满足降低投资初期的资本支出以及部分化解企业资金不足的矛盾。随着融资租赁模式的进一步完善，其在生物基材料产业中的融资贡献也逐渐显现。

第 11 章　生物基材料产业典型融资案例

生物基材料产业发展的核心技术是合成生物学。作为一门前沿交叉学科，合成生物学近年来发展十分迅猛，在生物医药、生物基材料/化学品、生物农业和未来食品等诸多领域呈现出广阔的应用场景，而生物基材料产业是合成生物学技术应用最广泛、最深入的一个重要领域。麦肯锡全球研究院（MGI）2020 年 5 月发表的报告显示，当前全球经济中将近 60% 的物质产品可以通过生物技术制造。该报告预测合成生物学技术革命将在未来 10～20 年里，每年为全球带来 2 万亿～4 万亿美元的直接经济效益。与此同时，全球资本市场也愈发关注合成生物学领域。据美国知名的合成生物学媒体 SynBioBeta 统计，2018 年全球合成生物学领域公司融资规模达近 40 亿美元，2019 年为 31 亿美元，2020 年该数值达到了 78 亿美元，年增长了 1.5 倍，并且有 74 家合成生物学公司先后完成了上市[①]。合成生物学领域百花齐放，全球范围内大量生物基材料产业的初创公司也如雨后春笋般地出现，资本市场对这一创新领域的关注程度非常高。2010—2020 年合成生物学产业融资总额如图 11-1 所示。

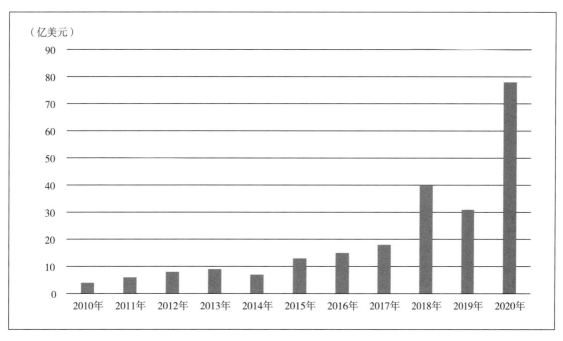

图 11-1　2010—2020 年合成生物学产业融资总额

---

① https：//synbiobeta.com/synthetic-biology-investment-set-a-nearly－8－billion-record-in－2020－what-does-this-mean-for－2021/. Stephanie Wisner. Synthetic biology investment reached a new record of nearly ＄8 billion in 2020—what does this mean for 2021？［EB/OL］.（2021－01－27）［2021－04－26］.

11.1 国外生物基材料公司典型融资案例

11.1.1 荷兰 Avantium 融资案例

（一）荷兰 Avantium 简介

Avantium 成立于 2000 年 2 月，是美国壳牌公司的衍生公司。公司总部位于荷兰阿姆斯特丹，是一家创新驱动型公司，拥有约 200 名员工，在荷兰境内拥有广泛的研发实验室和 3 个中试工厂，其拥有四大核心技术 YXY® 技术、Ray™ 技术、Dawn™ 技术、Volta 技术。

YXY® 技术将植物性糖（果糖）催化转化为 FDCA，FDCA 是多种植物性化学品和塑料〔如聚乙烯呋喃酸酯（PEF）〕的关键组成部分。

Ray™ 技术是一种将植物糖转化为 Ray plant MEG（乙二醇）™ 的高效工艺。这是用于瓶子和包装的 PET 或 PEF 树脂的重要化学构件，用于服装、家具和汽车的纤维，用于溶剂（例如油漆和涂料）和冷却剂。

Dawn™ 技术能够将农业和林业残留物转化为高价值的化学品和材料。生物精炼是未来的可持续发展方式。Dawn™ 技术是 Avantium 产品组合中 YXY® 和 RAY™ 技术的补充，因为它们都始于工业糖的转化。

Volta 技术是一种平台技术，它使用电化学将 CO_2 转化为高价值产品和化学构件，如乙醛酸和乙醇酸。这些产品主要用于化妆品和聚酯。

Avantium 致力于开发和商业化利用可再生资源与用于各种消费品的循环塑料材料生产化学品的突破性技术，通过将植物性材料催化转变为化工原料和生物基塑料，如 PEF。PEF 是公司的主要产品，它是一种全新的 100％ 生物基聚酯，与现有的包装材料相比拥有更高的阻隔性、保热性和机械性能。这些优异的特性可以让 PEF 制造出更轻、更薄、更小和更结实的瓶子，以延长产品的保存期限并让供应链受益。作为一种植物性、可回收的新型塑料材料，PEF 不仅具有性能强劲的优点，同时具有环境友好、绿色健康的特征。PEF 是基于植物原材料而生产的产品，可以完全回收利用，大大减少了温室气体 CO_2 的排放。在降低碳排放量 50％～70％ 的同时，PEF 满足成为下一代用于制瓶、薄膜和纤维的生物基塑料的所有关键标准。PEF 在包装、纺织品和薄膜领域具有巨大的潜力，预估其潜在的市场价值将会超过 2000 亿美元。

在 Avantium 成立的最初几年，公司投入了大量资源来推进与壳牌公司分离时所获得的技术，以及开发新系统和相关软件。公司成立后，Avantium 专注于为化工和制药行业的公司提供高通量技术研发服务。2005 年，Avantium 开始向客户提供研发系统，在成功扩展公司的服务和系统业务后，Avantium 在 2005 年做出了战略决策，通过启动公司的专项开发计划来利用公司在高通量研发方面的专业知识，这也就是后面公司生产 FDCA（呋喃二甲酸）和塑料 PEF 的 YXY® 技术平台的开始。2011 年，Avantium 在 Geleen 建造 FDCA 试验工厂，其铭牌容量为 15 ta FDCA。2015 年，欧洲食品安全局（EFSA）通过了 FDCA。紧接着在 2016 年 8 月，FDCA 作为食品接触材料被纳入塑料法规。2015 年，Avantium 将其结晶系统业务出售给 Technobis。通过此次撤资，Avantium 已成为技术和可再生化学品领域的重点公司。2016 年 11 月，Avantium 与德国巴斯夫公司成立合资企业 Synvina，将 YXY® 技术商业化。Avantium 规划的第一座工业化工厂（5 万吨）于 2017 年开始运营。根据 Avantium 当前业务计划的要求，未来 3 年公司将实现其下一个重要的运营和工业里程碑，包括 2024 年 FDCA 旗舰工厂的投产和最终投资决定、建设首个用于生产 plant MEG™ 的商业工厂，以及使用 Ray Technology™ 的 Plant MPG™，与 Cosun Beet Company 合作。

（二）荷兰 Avantium 主要融资历程

2014 年 6 月，Avantium 宣布该公司从战略联合财团共融得 3600 万欧元。战略联合财团由太古集团、可口可乐公司、达能、奥普达及现有的部分股东组成，通过本次的资本筹集活动，新投资人确定了 Avantium 将致力于推行下一代包装材料 PEF 的决心。Avantium 公司所筹集到的资金将用于完成 PEF 的工业验证和首个工业规模工厂的建造与设计的定案。2017 年 3 月 15 日，Avantium 在阿姆斯特丹泛欧交易所和布鲁塞尔泛欧交易所完成 IPO 上市，成功向社会公开发行股票进行股权融资。这次 IPO 为 Avantium 筹集到将近 1 亿美元的融资额，将用于 Avantium 与巴斯夫合资成立的企业 Synvina，该合资企业计划建立一个年产 50000 吨的 2，5 -呋喃二甲酸工厂。2，5 -呋喃二甲酸是一种糖衍生的中间体，用于生产可回收聚酯，如聚呋喃甲酸乙二醇酯（PEF）。2019 年 12 月，欧盟生物基产业联盟（BBI JU）确认将授予由 Avantium 公司协调的 PEFerence 财团 2500 万欧元"欧盟地平线 2020 计划"赠款。这项赠款支持 Avantium 用于植物性 FDCA 和 PEF 的使用与推广，未来将用 100％植物基 PEF 取代大部分化石基聚酯，是 Avantium 走向旗舰工厂的重要融资里程碑，使得 FDCA 和 PEF 可以商业化。这里需要解释的是，"欧盟地平线 2020 计划"项目指的是始于 1984 年开启的"欧盟科研框架计划"中的第八个科研框架，该计划于 2014 年 1 月正式启动，于 2020 年结束，7 年计划的总预算金额为 800 亿欧元。为了突出"第八个科研框架计划"在科技创新上的重要地位，"第八个科研框架计划"又被叫作"欧盟地平线 2020 计划"。2022 年 4 月，Avantium 宣布将通过公开发售的方式启动增资，通过其现有股东的优先分配期、零售发行和私人发行配售，金额高达 4500 万欧元，以加速全球向可再生能源和塑料再生前进，最高认购价定为每股新股 4.60 欧元。所得款项净额将用于进一步开发 Plant MEG™ 技术并扩大规模以实现通过技术许可进一步商业化，进一步发展生物精炼和二氧化碳基于化学品和聚合物技术，以及评估经济可行性和扩大规模，以实现进一步商业化和用于一般企业用途的营运资金与总体资金。

（三）荷兰 Avantium 融资模式总结

Avantium 在公司发展的不同阶段中，分别采取了与公司发展阶段相适应的不同融资方式。从 Avantium 的融资历程来看，公司整体的融资项目是非常顺利的，这主要得益于 Avantium 拥有可再生化学领域中的四大核心技术，这些核心技术具有较高的技术壁垒，并且商业化应用场景广泛，具有较高的市场价值和发展潜力，因此 Avantium 受到了很多资本的青睐，也正是因为 Avantium 技术与资本相互成就，才使得 Avantium 逐步成为可再生化学领域的领导者。

11.1.2 以色列 TIPA 融资案例

（一）以色列 TIPA 简介

以色列可降解包装产品清洁技术公司，即以色列 TIPA，创立于 2010 年，总部位于以色列 Hod Hasharon，全职雇员约 50 人，是一家在清洁技术领域的初创公司，其生产的生物可降解塑料包装材料，不含有毒残留物、微塑料或其他污染物，旨在应对软塑料包装对环境构成的挑战。

TIPA 的技术可以满足食品包装在卫生、强度、环境条件、前后处理（如印刷、温度等）等方面的所有要求，是全球唯一具备完全环保要求的食品包装材料。如 TIPA 生产的一种 100% 生物可降解的饮品包装材料，可于 180 日内自动进行生物降解，而传统的塑料瓶和其他塑料制品是无法回收利用或进行生物降解的。TIPA 的专利技术包括涂层薄膜、层压材料、层压结构、独具特色的新化合物等。TIPA 用于生产包装材料的专利技术之一是薄片技术，其结合了植物基和石油基组合物，其外观和感觉类似于普通塑料，但在堆肥条件下仍会分解。根据包装的类型和形状，基于植物的成分的百分比可以在 20%～60%。目前 TIPA 的产品主要集中在食品包装与时尚包装两类，产品已通过了 TUV 奥地利、BPI 和 ABA 等多家认证机构的工业堆肥认证许可。

（二）以色列 TIPA 主要融资历程

2010 年，以色列 TIPA 由以色列人芙娜尼森鲍姆、塔尔诺伊曼两人创立；2013 年 5 月 27 日，TIPA 获得 Green Soil Investments 独家投资，该公司筹集了 250 万美元的种子资金；2014 年 4 月 22 日，A 轮融资，由李嘉诚和他的公司 Horizons Ventures 领投，TIPA 获得 Horizons Ventures 领投、Aviv Venture Capital 和 Green Soil Investments 跟投的 1000 万美元投资。2017 年 10 月 24 日，B 轮融资，TIPA 获得 Austin Hearst 和 Gabriela Hearst 领投、Horizons Ventures 和 Green Soil Investments 跟投的 1100 万美元投资。2019 年 9 月 9 日，C 轮融资，TIPA 获得 Blue Horizon Ventures 和 Triodos Investment Management 领投、Alumni Ventures Group 和 Green Soil Investments 跟投的 2500 万美元投资。2020 年 11 月 30 日，TIPA 通过发行可转债的方式，从 Millenium Food-Tech 募集了 400 万美元资金。目前，TIPA 正在筹备通过 SPAC 合并方式上市美国的证券交易所，在美股市场上进行首次公开市场发行股票融资。详见表 11-1 所列。

表 11-1　以色列 TIPA 多轮融资情况

日　期	融资金额/美元	轮　次	投资方
2013 年 5 月	250 万	种子资金	Green Soil Investments
2014 年 4 月	1000 万	A 轮融资	HorizonsVentures、Aviv Venture Capital、Green Soil Investments
2017 年 10 月	1100 万	B 轮融资	Austin Hearst、Gabriela Hearst、Horizons Ventures、Green Soil Investments
2019 年 9 月	2500 万	C 轮融资	Blue Horizon Ventures、Triodos Investment Management、Alumni Ventures Group、Green Soil Investments
2020 年 11 月	400 万	可转债融资	Millenium Food-Tech

数据来源：美股之家

（三）以色列 TIPA 融资模式总结

以色列 TIPA 作为一家初创企业，由于经营规模小、前期投入大、风险高，所以难以吸引到银行贷款等间接融资和以股权加债权为主的直接融资，因此 TIPA 从 2013 年开始至 2019 年经历 A、B、C 三轮融资，均是社会风险资本、风投机构等对其进行的风险投资；而 2020 年 TIPA 通过发行可转债的方式从 Millenium Food-Tech 公司中募集到了 400 万美元资金，则是 TIPA 公司的债权融资方式，但是由于 TIPA 目前存在规模较小、未来发展存在较大的不确定性等因素，此次通过可转债方式进行的债权融资的金额也仅仅有 400 万美元，融资规模相对于其他融资方式来说较小。

11.2　国内生物基材料公司典型融资案例

11.2.1　蓝晶微生物公司融资案例

（一）蓝晶微生物公司简介

北京蓝晶微生物科技有限公司，成立于 2016 年，由北京大学张浩千博士和清华大学李腾博士联合创立，是一家基于合成生物技术从事分子与材料创新的企业，致力于设计、开发、制造和销售新型生物基分子和材料，帮助消费品、食品、医疗保健、农业环保、工业和电子电气等众多行业的 B 端客户在行业内开展差异化竞争。蓝晶微生物公司低成本生产全生物合成的生物可降解材料 PHA，可以代替传统的塑料制品，同时其独创的蓝水生物技术可以系统性降低 PHA 的生产成本，从而扩展 PHA 材料的应用范围。蓝晶微生物公司于 2018 年获国家高新技术企业认证，并在 2019 年参与承担国家重点研发计划"合成生物学"重点专项。

2022 年 1 月 1 日，蓝晶微生物公司首个产品管线——生物可降解材料 PHA 的年产 25000 吨"超级工厂"在江苏省盐城市滨海县正式开工建设。蓝晶微生物公司在菌株研发、生物转化、分离纯化、材料改性等 PHA 相关技术链的各个环节上均有丰富的技术储备与知识产权布局，产品性能已通过多个世界 500 强企业客户的验证，并获得了多家企业的订单和意向订单；同时，蓝晶微生物公司已和世界主要国家和地区的多个合作伙伴签署战略合作协议，以持续拓展 PHA 的全球市场。

（二）蓝晶微生物公司主要融资历程

蓝晶微生物公司创立于 2016 年年底，从 2016 年 12 月到 2022 年 1 月，蓝晶微生物公司分别进行了天使轮、Pre-A 轮、A 轮和 B 轮等多轮融资，总融资额突破 15 亿元，创下了国内合成生物学初创型企业的融资纪录。蓝晶微生物公司多轮融资情况见表 11-2 所列。

表 11 - 2　蓝晶微生物公司多轮融资情况

日　期	融资金额/人民币	轮　次	投资方
2016 年 12 月	数百万元	天使轮	峰瑞资本、启迪之星、泰有基金
2018 年 4 月	1000 万元	Pre-A 轮	峰瑞资本、力合创投
2019 年 9 月	4000 万元	A 轮	峰瑞资本、中关村发展启航基金、中关村发展前沿基金、深圳前海母基金
2020 年 3 月	数千万元	A＋轮	松禾资本
2021 年 2 月	近 2 亿元	B1 轮	峰瑞资本、高瓴创投、光速中国、七匹狼创投、前海母基金、中关村发展启航基金、中关村发展前沿基金
2021 年 8 月	4.3 亿元	B2 轮	碧桂园创投、华兴医疗产业基金、方圆资本、弘溪投资、泰合资本、光速中国等
2022 年 1 月	约 9 亿元	B3 轮	元生资本、中国国有企业混合所有制改革基金、江苏黄海金融控股集团、中州蓝海、峰瑞资本、碧桂园创投、高瓴创投等

资料来源：根据公开资料整理

　　2019 年 11 月，蓝晶微生物完成 A 轮融资，投资机构包括中关村发展启航基金、中关村发展前沿基金和深圳前海母基金，原股东峰瑞资本继续跟投，探针资本担任独家财务顾问。蓝晶微生物在 A 轮融资中共获得 4000 万元资金。本轮资金将主要用于既有产品管线的产业化落地、多个世界 500 强企业客户合作研发管线的推进和基因元件技术平台的深入建设。2020 年 3 月，蓝晶微生物完成了改善的 A＋轮融资，蓝晶微生物通过本轮融资总共募集资金数千万，由松禾资本独家领投，探针资本继续担任独家财务顾问。继 2020 年 3 月 A＋轮融资后，蓝晶微生物在不到 1 年时间内又完成了 B1 轮融资。2021 年 2 月，蓝晶微生物完成了近 2 亿元人民币的 B1 轮融资，高瓴创投和光速中国正式入局。2021 年 8 月，蓝晶微生物宣布完成 4.3 亿元的 B2 轮融资，B2 轮融资由碧桂园创投等机构领投，华兴医疗产业基金、方圆资本、弘溪投资、泰合资本跟投，老股东光速中国等机构持续加注，泰合资本担任独家财务顾问。2022 年 1 月，蓝晶微生物宣布完成 B3 轮融资，B3 轮融资由元生资本和中国国有企业混合所有制改革基金（混改基金）共同领投，中平资本、江苏黄海金融控股集团、中州蓝海跟投，现有股东峰瑞资本、碧桂园创投、高瓴创投和三一创新投资等继续追加投资，B3 轮融资额将近 9 亿元。至此，蓝晶微生物整个 B 系列融资结束，B 系列融资总额已经高达 15 亿元。B 系列的融资资金将用于蓝晶微生物公司的自主研发管线——生物材料 PHA 年产万吨级工厂的建设、数字原生研发平台的搭建以及再生医学材料与工程益生菌等后续产品管线的研发落地。

　　（三）蓝晶微生物公司融资模式总结

　　2016 年，蓝晶微生物公司在初创期间一度坎坷，但是在社会风险资本和风投机构资金的不断加码下，公司发展已经进入了快车道，公司产品正在从实验室迅速走向工厂生产线的规模化量产。

　　蓝晶微生物公司成立至今，共经历过 7 轮融资，均是社会风险资本和风投机构对其进行的投资，尤其是完成 B 系列 15 亿元的融资额，刷新了国内一级市场同赛道企业的融资纪录。作为一家成立还不到 8 年的初创企业来说，在拥有产业核心技术的前提下，积极地引入社会风险资本和风投机构的投资，将生产技术从实验室推向生产线，进行规模化生产，蓝晶微生物公司选择的这种融资方式对企业前期发展来说帮助很大，也对于其他类似的初创企业进行融资选择时提供了一定的借鉴意义。

11.2.2　凯赛生物公司融资案例

（一）凯赛生物公司简介

上海凯赛生物技术股份有限公司成立于 2000 年，是一家以合成生物学等学科为基础，利用生物制造技术，从事生物基新材料的研发、生产及销售的科创板上市公司。目前，总部和研发中心位于上海浦东张江高科技园区；3 个生产基地分别位于金乡、乌苏和太原。凯赛生物公司目前业务主要聚焦聚酰胺产业链，其产品包括可用于生物基聚酰胺生产的单体原料——系列生物法长链二元酸和生物基戊二胺，以及系列生物基聚酰胺等相关产品。产品可广泛应用于纺织、医药、香料、汽车、电子电器、日用消费品等多个领域。凯赛生物公司是全球生物法长链二元酸的主导供应商。2018 年，凯赛生物的生物法长碳链二元酸被国家工业和信息化部、中国工业经济联合会评为制造业单项冠军产品。

在凯赛生物公司长链二元酸的生物合成法面世以前，擅长以化学法合成长链二元酸的美国杜邦公司一直是这个细分领域的头部龙头企业。但在 2003 年后，长链二元酸的市场竞争局面发生了重大的变化，凯赛生物公司以生物法合成的长链二元酸产品在中国成功实现规模化量产，凯赛生物公司的生物法长链二元酸产品和杜邦公司的化学法长链二元酸产品在市场上形成了各占半壁江山的局面。2004 年，美国杜邦公司将二元酸业务转让给英威达公司，在 2016 年英威达公司又退出了长链二元酸市场，凯赛生物公司便一举成为全球长链二元酸产品最大的供应商。

（二）凯赛生物公司主要融资历程

2006 年 9 月，凯赛生物第一次迎来了百奥维达（中国）、弘迈中国、新天域资本、浦东科投等 4 家创投机构近 2600 万美元的首轮融资。2006 年 11 月，第二轮融资开始，凯赛生物获得了包括高盛资本、崇德资本等投资方投资的 5200 万美元。2007 年 10 月，第三轮融资规模达 13542 万美元。2008 年 10 月，第四轮融资开始，凯赛生物获得了 7300 万美元。2006 年至 2008 年间，凯赛生物总共获得 4 轮融资，投资方共计向凯赛生物提供了 2.86 亿美元的资金。2011 年，凯赛生物向美国证券交易委员会（SEC）提交了上市申请书，拟融资 2 亿美元用于产品研发创新、产能持续扩大等用途，但在当年遇到了国际投资者对凯赛生物估值过低的困境——原本预计 15 美元每股的发行价被严重低估到 5 美元左右。这是因为 2011 年中概股爆发了严重的信任危机，多家中概股企业因账务问题被美国司法部调查，多家中概股被美国机构做空。2012 年，凯赛生物宣布撤回赴美上市申请。2015 年年底，在凯赛生物管理层的共同努力下，成功引进潞安瑞泰集团作为战略投资者，融资额高达 8.3 亿元，这笔战略融资为凯赛生物今后的产品创新和市场拓展奠定了坚实的经济基础。潞安瑞泰不仅为这个项目投资，还表示愿意为该项目的基础设施、原料供应以及下游产品提供配套投资，这些和凯赛生物的新技术相结合将产生显著的协同效应。2 家公司在很多方面都可以进行产业整合、渠道融合，比如潞安集团的煤化工产业与凯赛生物的长链二元酸产业就有着很好的产业融合整合点，凯赛生物可以通过来自潞安集团的石油、煤炭等原材料多样化来实现长链二元酸的大规模生产。潞安集团对凯赛生物的这一笔战略投资，是企业通过资本市场进行"融资＋融智＋融产"的典型案例。2019 年 12 月，凯赛生物正式提交科创板上市申请。2020 年 7 月，凯赛生物成功登陆上交所科创板，上市时募集资金 55.6 亿元，所募集的资金用于投资 3 个项目，分别是凯赛生物材料有限公司 4 万吨/年生物法癸二酸项目、生物基聚酰胺工程技术研究中心、凯赛生物技术有限公司年产 3 万吨长链二元酸和 2 万吨长链聚酰胺项目，剩余资金将用于补充凯赛生物的流动资金。

（三）凯赛生物公司融资模式总结

在 2006 年至 2008 年期间，具有浓厚国际背景的凯赛生物获得过多家国内外风投机构的投资，如百奥威达（中国）、HBM 生物基金、新宏远创投资基金、高盛、崇德资本、GM Investment、弘迈中国、北极光创投等，共 4 轮融资，总融资额达 2.86 亿美元，这是凯赛生物在企业初创期间引入社会风险资本和风投机构来补充企业发展所需要的重大资金缺口；到了 2010 年，凯赛生物的长链二元酸产品在中国市场的占有率达到了 95％，国际市场占有率接近 50％。这个时期的凯赛生物进入快速成长期阶段，产品已经逐步受到了市场的认可并具有一定的市场占有率，凯赛生物已初具规模，具备一定的风险抵御能力，于是在 2011 年凯赛生物向美国证券交易委员会递交上市申请，以期在股票市场上获得股权融资，但随后由于中概股在美股遇冷，时隔 1 年凯赛生物便撤销美股上市申请。2016 年，以化学法生产长链二元酸的英威达关闭在美国的生产线后，英威达便宣布退出了二元酸市场，凯赛生物成为世界上长链二元酸产品最主要的供应商，其在该领域的国际市场占有率一举达到了 90％。而早在 2015 年，凯赛生物就有预见性地引进潞安瑞泰作为战略投资者，成功获得 8.3 亿元的融资额，并且将战略投资者潞安瑞泰的煤化工产业与公司的长链二元酸的生产进行整合，实现"1＋1＞2"的协同作用。近年来，在面对公司客户群体持续扩大、产品市场持续增长的情况下，凯赛生物需要融入更多的资金来扩大生产规模和更新技术研发。于是在 2019 年，凯赛生物正式提交科创板上市申请，2020 年 7 月成功上市科创板，获得 55.6 亿元的募集资金，用以公司生产规模的扩大和技术研发。

凯赛生物在初创期、高速成长期以及成熟期等不同的发展阶段，积极引入社会各类投资主体，抓住行业和市场的关键机遇，扩大企业生产规模、攻克关键研发技术，引入战略投资者"融资＋融智＋融产"，整合产业链以达到"1＋1＞2"的协同效应，并在 2019 年成功上市科创板，向公开市场发行股票进行股权融资。凯赛生物的整个融资历程，在生物基领域中是一个十分成功的典型案例。

11.2.3　华恒生物公司融资案例

（一）华恒生物公司简介

安徽华恒生物科技股份有限公司成立于 2005 年，位于安徽省合肥市双凤工业园区，是一家以合成生物技术为核心，主要从事氨基酸及其衍生物产品研发、生产、销售的高新技术企业，主要产品包括丙氨酸系列产品（L-丙氨酸、DL-丙氨酸、β-丙氨酸）、D-泛酸钙和α-熊果苷等，可广泛应用于日化、医药及保健品、食品添加剂、饲料等众多领域。

2005 年，华恒生物成立当年便顺利实现投产；2007 年，华恒生物的光学纯 L-丙氨酸技术在全行业处于领先地位，当年承担国家科技部的"创新基金创新项目"；2008 年，华恒生物获得"国家级高新技术企业"称号；2009 年，华恒生物的科研中心及 DL-丙氨酸车间开工并建设完成；2011—2013 年，华恒生物分公司河北秦皇岛华恒生物工程有限公司成立，并且一期改造、二期扩建项目完成；2016 年，华恒生物被授予"省博士后工作站单位"，同年 β-丙氨酸车间顺利投产；2017 年，华恒合成生物技术研究院成立，同年熊果苷车间顺利投产；2018 年，华恒生物的发酵法丙氨酸入选"改革开放 40 周年科技创新成果"，同年泛酸钙车间顺利投产；2020 年，华恒生物获得轻工业联合会技术发明一等奖，内蒙古巴彦淖尔华恒生物顺利投产。2021 年 4 月，华恒生物成功在上交所科创板上市。经过多年的拼搏发展与努力实践，华恒生物目前已经成为国内通过生物制造方式规模化生产小品种氨基酸的大型企业之一。

（二）华恒生物公司主要融资历程

2014 年 8 月，华恒生物在新三板市场挂牌上市，紧接着在第二年的 12 月份，华恒生物便开始进入主板 IPO 的辅导期。2016 年 6 月，华恒生物向证监会提交了 IPO 申请文件，拟在沪市主板上市。但是 2017 年 6 月，在排队 1 年后，华恒生物董事会表示拟调整上市计划，向证监会终止 IPO 申请并撤回申请文件。2017 年 12 月，华恒生物因战略发展规划的调整，公司申请在新三板市场终止挂牌。2018 年 2 月，华恒生物从新三板市场摘牌退市。随后经过 3 年上市辅导等准备工作，2021 年 4 月，华恒生物成功在科创板登陆上市，募集到的资金主要用于公司丙氨酸产品规模的扩大生产。

（三）华恒生物公司融资模式总结

作为合成生物学的龙头企业，华恒生物多年来基于本身的技术优势不断拓展产品种类，以支撑其市场份额的高速增长，目前华恒生物已经成为全世界最大的丙氨酸生产商，华恒生物在丙氨酸生产领域占据了将近 50% 的市场份额。在华恒生物产能持续扩大、市场占有率持续提高的背景下，公司对资金的需求也在不断增加。

华恒生物主要通过登陆新三板和科创板市场进行股权融资，融到的这些资金主要是进入企业发展的后期阶段，支持企业进一步扩大生产规模、占据市场份额，而非企业的初创阶段。从华恒生物的融资历程可以反观到整个合成生物学领域的融资现状，资本市场更愿意进入生物基材料企业发展的后期阶段，用于成熟期企业的产品创新和技术迭代，而初创型企业得到的融资机会和融资金额，相对于成熟期企业得到的融资机会和融资金额来说都较少。

11.3 国内外生物基材料公司典型融资案例对安徽省相关企业的启示

上述的 5 家国内外生物基材料公司的典型融资案例对安徽省生物基材料企业的发展有着重要的经验启示和借鉴意义。

对于像以色列 TIPA 和蓝晶微生物公司这类生物基材料行业初创型企业来说，其在生物基材料领域拥有较高的技术壁垒、广泛的技术应用场景等优势是该类初创企业获得融资并规模化发展的"生命线"。凭借着技术上的优势，这 2 家企业在初创期间均受到了社会风险资本和风投机构的青睐，大量风投资金的进入使得企业的核心研发技术从实验室走向工厂生产线，进入规模化发展的快车道。因此，我省生物基材料行业的初创型公司前期应该聚焦于生物基材料领域的前沿技术研发，积极与国内或省内高校和研究院所等科研机构开展合作，吸引技术人才入驻公司，不断积累行业的技术优势，从而构建起企业的技术"护城河"。只有拥有核心技术、独立自主权和产品市场前景广阔的生物基材料行业初创型企业，才会吸引各类社会风险资本和风投机构的投资。而像荷兰 Avantium、凯赛生物、华恒生物等这类生物基材料行业的成熟型企业，在各自的生物基材料细分领域上已经具有一定的市场占有率，这个时候公司的目标就是继续扩大生产产能、进一步地抢占市场份额，此时对于成熟型公司来说，通过上市科创板、创业板或主板等公开发行股票融资的方式，是企业最优的融资方式。生物基材料行业的成熟型企业通过 IPO 上市，既可以快速、大额地融入企业发展扩大所需要的资金，又可以帮助企业规范企业的法人治理结构，提高企业的管理水平，同时在证券交易所公开发行上市，还可以提高企业的知名度和影响力，提升公众对企业的认可度，有利于公司的品牌传播和市场开拓。

另外，安徽省处于高速发展的生物基材料企业进行战略融资时，也可以参考凯赛生物 2015 年引进潞安瑞泰集团作为战略投资者并将潞安瑞泰的煤化工产业与公司的长链二元酸的生产进行产业整合的典型案例，积极主动地去选择能与公司在生物基材料的细分领域进行产业融合、配套衔接上下游产业链的战略投资者，以此达到"融资＋融智＋融产"的效果，产生"1＋1＞2"的协同效益。

在政策性融资上面，参考 2019 年"欧盟地平线 2020 计划"专项基金向荷兰 Avantium 给予 2500 万欧元支持创新型生物基企业的发展、华恒生物 2021 年期间获得 1506 万元的政府补助等经典案例，安徽省生物基材料产业集群的各地市及以上政府可以牵头并联合金融机构发起，成立生物基材料产业专项引导基金，起到通过少量财政资金的"种子"作用、撬动作用，吸引更多的社会风险资本共同出资组建多支子基金，用以支持区域内生物基材料产业的创新发展。政府设立产业引导基金不仅可以为优质企业改制上市提供财务支持、推动企业上市融资，同时可以为科技创新型的中小微生物基材料企业提供贷款担保、信用背书等，解决安徽省生物基材料企业"融资难""融资贵"的问题。

第 12 章　生物基材料产业重点领域和
企业的政策及融资建议

12.1　政策建议

12.1.1　充分发挥区位优势，切实把握发展机遇

安徽省作为长三角一体化发展的重要参与者，应该全局审视发展脉络，精准把握发展机遇。要根据区位、资源、要素分布，科学布局规划，强化优势互补，形成成体系的、高效的发展体系。

一是发挥区位优势，借力长三角一体化发展。在产业技术升级、设备更新迭代方面加强区域联动，积极参与长三角价值链分工，与上海大都市圈、杭州都市圈、南京都市圈、宁波都市圈展开深入交流与协作，形成生物基产业集群。推动长三角科技创新共同体建设，同时积极建设合肥、上海张江综合性国家科学中心，准确把握相关科技前沿动向，重点突破关键环节和重点领域，加快推进产业布局。建设一批高层次的创新高地和重要的基础设施，提高我国高层次的科技供应能力。

二是强化合肥都市圈的核心带动作用。加快扩展合肥都市圈的规模和质量，建设东部和中部科技创新中心、全国重要的现代产业基地、内陆改革开放新高地，为生物基产业发展搭建安定繁荣的经济环境和政策环境。充分发挥合肥市拥有的国家实验中心和"双一流"高校等在科研创新方面的优势，促进科技成果转化，打通研究成果产业化关键环节，将生物基产业技术创新作为产业发展的不竭动力，将科技创新对生物基产业的支持落到实处。

三是激发产业示范区引领支持作用。在安徽省生物基材料产业发展的战略规划中，向产业示范区予以适当资源倾斜。如蚌埠市自身有着生物基材料产业原料资源禀赋，又有"十三五"规划全国综合交通枢纽城市的区位优势，应以此为抓手，在政策、资金上进行引导支持，打通该地方生物基产业的产、供、销渠道，以降低生产成本、拓宽下游市场。

12.1.2　加速构建制度保障，着力推动产业联合

一是有针对性地构建生物基产业保障体系，既对生物基产业内部经营管理加以有效的引导规范，又对其外部环境氛围做出良好营造，以提升其应用端接受度，助力其与下游产业企业对接。在精细划分生物基产业发展中的政府各部门分工的基础上，组织整合各部门协作，

以避免制度碎片化。细化分解所制定的总体发展规划确定的发展目标、发展过程中的主要任务，明确领头单位，落实工作职责，加强各部门之间的联系，协调解决方案执行中遇到的难点和问题。推动落实相关战略规划的任务分解，为生物技术发展产业规划建章立制。响应国家"大众创业、万众创新"的号召，有效组织和利用创业投资机构、企业、社会组织等社会力量，营造良好的生物基材料创业环境和氛围，建设一批高效的生物基材料企业综合孵化器和生物基材料创业服务平台。提升生物基产业的接受度，拓宽生物基产业下游需求。出台推动生物基环保材料使用的政策条例，为生物基材料的市场推广和应用创造良好环境；加强生物基材料产业发展的公共服务体系建设，让生物基材料的需求由"政府引导推广"到"市场主动接受"。政府牵头组建生物基产业专项招商小组，针对产业链薄弱环节，大力吸引行业龙头企业，协助企业寻找长期稳定的下游合作对象，在招商引资时对于有能力完成生物基材料成品批量生产的企业要重点关注和支持，加强生物基材料成品的批量化生产和市场推广。

二是促进产业内部联合与技术交流，立足现有行业的技术发展水平，建立系列化的生物技术产品标准体系，明确行业痛点与未来发展目标。鼓励生物基材料企业联合进行技术攻关，积极申请国内国际专利，建立企业专利池制度，鼓励企业间专利共享和技术合作，定期开展技术、管理人才经验交流分享，技术上实现差异化发展和优势互补。

12.1.3　综合完善产业布局，科学打造产业园区

一是完善生物基产业整体布局。首先在决策上，梳理生物基材料行业产业链组成环节，归纳现有产业基础情况，分析优势企业、优势产品分布，从而把握全局动态，做出合理规划。在企业支持方面，发挥行业龙头企业示范作用，发挥中坚企业支撑作用，培育帮扶小微企业立足，增强产业集群效应。对有确实资质的龙头企业，支持其上市，提升其市场竞争力，成为全省乃至全国生物基材料产业的标杆。对中坚企业，鼓励其在现有产品的基础之上，积极研发新产品，开拓新的业务领域，强化产业支撑。对小微企业，着力解决其生产运营中的实际问题，必要时可安排专访与考察，架设各种沟通反馈渠道，让小微企业能够迅速反映难处。通过"百企领军""千企竞发"等企业培育计划，打造一批"瞪羚""独角兽"企业。对符合条件的政府资助的科技成果，给予其授权。完善大科学装置，开放科研仪器和科技信息。发挥省专精特新发展基金的职能，健全科创板块的培育与孵化机制；在市场准入、审批、招标等领域，为中小微科技企业营造公平的竞争环境。

二是积极打造产业园区。切实考虑园区企业的用地需求，确保企业能够有足够的建设用地来扩大生产规模和布局产业结构，及时处理关停企业搬迁处置问题，必要时扩大相关产业园区面积。重点扶持资源禀赋较为优越、园区企业发展较好的区域生物基产业示范基地，吸引国内龙头企业进驻各地产业园，形成鲶鱼效应。科学规划产业园区功能分区，加强保障公共服务。针对未来园区可能出现的内外运输承载力不足的潜在问题，加强建设物流配套基础设施，要加快推进仓储、运输、配送、信息等公共服务的发展。

12.1.4　精准提供资金支持，创新助力产业融资

一是在充分了解生物基材料产业发展资金需求基础上，依据各地各级政府财政能力，提

供完善的、激励相容的财税和金融支持政策。加大对生物基材料产业发展的财政支持和税收政策倾斜力度，政府购买活动中应加强对生物基材料企业的支持，设立市级生物基新材料产业发展专项财政资金，重点支持生物基新材料研发、高端人才引进、创新和服务平台建设，强化产业化和应用示范项目等产业发展关键环节。引导社会资本成立生物基产业投资资金参与生物基产业投资，鼓励金融机构加大对生物基材料产业的资金支持力度，积极引导风投资本参与到生物基行业的发展中来，筛选出符合条件的企业，并在主板、创业板、科创板、"新三板"等上市或挂牌，促进企业直接融资，不断扩大企业的直接融资规模。

二是鼓励金融创新，引导企业以绿色金融和知识产权质押等多种多样的金融形式进行融资，吸引社会资本积极参与建设，对于政府投入的项目鼓励以 PPP 等模式进行运作。为推广生物基材料的应用，还应当完善生物基材料首批次应用风险补偿机制，鼓励当地保险机构创新出与生物基材料产品相适应的保险品种，为生物基材料应用推广提供质量、责任等风险承保，促进生物基材料的良性普及。

三是积极争取开发性金融的支持，助力生物基产业战略发展目标的重点项目建设。各级各地政府应充分利用开发银行提供的"投资、贷款、证券、债券、租赁"等综合金融服务，发挥开发性金融提供长期稳定、低利率、可持续的金融支持的优势，在企业生产经营融资和政府开展生物基产业基础建设过程中，灵活运用各类金融工具，选择与之匹配合适的融资模式，最大限度地利用好开发性金融。

四是释放民间投资潜力，要充分调动社会的投资动力，建立以市场为导向的内生型经济增长方式。鼓励发展全面、全程的投资顾问，促进中介机构从资质经营向行业自律、市场约束、信用监管模式的转型。扩大民间资本投资的途径，促进投资良性循环。

12.1.5　促进迸发创新要素，加强转化科技成果

一是强化创新平台建设，促进生物基新材料公司和下游客户之间的双向连接，实现设计、研发和制造的协同。加大力度建设企业技术中心、工程（技术）研究中心、重点实验室、博士后工作站、院士工作站。引导生物基新材料企业在境外设立研发机构、并购境外生物基新材料企业和研发机构，加速融入生物基新材料的全球创新网络体系。加强科技成果的需求导向供给。创新项目立项、项目组织实施方法，鼓励企业等技术需求主体深入参与项目立项、过程管理、验收评估等全过程，产出高价值、适合转化的科技成果。

二是加强对外技术开放合作。支持在企业和科研院所建立创新联盟，对关键技术共同研发和深度合作，支持企业和科研院所合作申请国家重大研发计划，形成产学研一体；通过共同建立研究和开发中心、产学研合作、引进科技成果的转化等方式，支持各龙头企业等加强与中科院长春应化所、中科院天津微生物所、中科院天津工业生物技术研究所、青岛能源所、清华大学、南开大学、中国科学技术大学、中粮营养健康研究院等大院大所和高校的战略合作，加强核心技术攻关和突破，同时，积极推动生物基新材料全产业链研发体系建设，以企业为主体、市场为导向、政产学研用相结合。

三是完善人才培养机制，加强行业人才的储备和培养。应加大生物基行业的人才引进政

策支持力度，对生物基行业的管理人才和技术人才给予待遇、落户以及经费方面的支持；积极利用安徽省丰富的高校教育资源，通过委托培养和联合培养等方式推进培育行业技术人才。由政府牵头，让生物基企业与省内以及邻省的高等院校积极合作共建实习基地，让学生丰富实践经验，了解企业文化，吸引专业人才投身生物基行业。要加强与沪、苏、浙三地的人才市场的整合，促进人才资格的统一，促进人才评估与培养的相互认可和共享。围绕产业链和创新链，构建人才链，促进产、创、才融合。强化建设人才创新创业载体，建设一批"双创"示范基地，形成"众创空间＋孵化器＋加速器"科技创业孵化链条。建立人才创新创业基金，对高层次科技人才团队、留学回国人才创新创业的人员实施扶持计划。

12.1.6　健全保障知识产权，引导维持良性竞争

一是提高对知识产权的重视，加大知识产权保护力度，为生物基产业技术创新营造良好氛围。为企业进行技术革新、突破现有技术瓶颈、攻克行业技术难题、开发新产品、升级新设备等做好外部制度保障，建立健全知识产权注册登记相关体系，充分利用现代化信息技术，架设简洁、通畅、高效的政府登记管理体系，简化企业申报流程，加快政府处理速度。

二是推进生物基产业与关联高新技术产业自主知识产权市场化运营，健全知识产权激励机制，深化科技成果使用权、处置权和收益权改革。强调公平公正的市场氛围，健全公平的知识产权保护制度。依法对各类侵害企业合法权益的行为进行严厉打击，对企业的涉外商事纠纷进行妥善处理，切实落实侵权惩罚性赔偿制度，加强对企业商业秘密的保护。加强对公平竞争审查制度的刚性约束，制定和执行加强竞争的政策实施意见，清理违反开放、透明、公平市场规则的政策文件，加强反垄断和反不正当竞争的执法。建立和完善第三方审查与评估机制，并健全面向各类市场主体的公平竞争审查举报处理和回应机制。

12.1.7　整治规范市场秩序，有序激发市场活力

一是对标中国营商环境评价指标体系，围绕企业开办、工程建设项目报建、纳税服务、跨境贸易、保护中小投资者、办理破产、劳动力市场监管、政务服务、知识产权保护、行政审批制度改革等营商环境重点领域，组织开展专项提升行动，打造更加稳定、公平、透明、可预期的一流营商环境，推动营商环境走在全国前列。以实施高标准市场体系建设行动为牵引，要加快推进基础制度、要素配置、市场监管、信用制度等方面的改革，努力构建统一开放、竞争有序、制度完备、治理完善的市场体系。建立内生激励机制，打造良好的市场环境和法治环境，充分发挥各级政府和社会各界的积极性、主动性和创造性，尊重基层的首创精神，凝聚全国各族人民的智慧与力量，形成全国上下齐心协力共建共享的良好局面。

二是创新和完善市场监督管理，促进市场监管现代化。要切实落实各级政府的决策部署，建立健全有效的市场监督机制，增强市场综合监管的整体效能，充分调动各类市场主体的积极性。不断优化营商环境，加强对企业的事中、事后监管，不断健全市场信用监管体系。

12.1.8　大力推进社会宣传，全面提升市场认可

一是将发展生物基可降解材料作为践行绿色发展理念、打赢污染防治攻坚战的环节予以高度重视。做好生物基材料和可降解塑料应用的宣传工作，要把节约型机关、绿色家庭、绿色学校、绿色社区、绿色出行、绿色商场、绿色建筑等工作有机结合起来。大力倡导节俭、低碳、文明、健康的生活观念和生活方式，倡导绿色生活。提高我国人民群众的环保意识，促进绿色生活方式的形成，实现绿色、高质量发展。

二是多渠道进行相关宣传，提升居民对生物基材料的认可，从而促进对生物基材料的消费，从需求端促进生物基材料产业的发展。利用部分公共广告栏位宣传生物基材料对于环境保护的积极意义，鼓励企业建立生物基材料展览馆，鼓励企业设立"开放日"，在特定的日期欢迎市民有序参观企业的车间和展览馆，了解生物基材料的生产过程，增进消费者对生物基材料的认识。要与教育系统合作，鼓励生物基材料知识走进中小学课堂，编写一部分生物基材料科普读物，普及与生物基材料知识相关的教育，开展面向师生的知识讲座。

12.1.9　联动实施乡村振兴，协力赋能农业产业

一是充分挖掘生物基产业与现代农业的对接可能性，助力乡村振兴事业的发展。以"粮头食尾""农头工尾"为抓手，统筹推动生物基产业对农产品及农业产业副产物的价值深化。对于现有农业生产中可以供应生物基产业生产的原材料，应以政府为总体规划者与指导者，以企业为主体，以市场为导向，协调发展精深加工与初加工、综合利用加工，推动乡村产业结构转型升级。优化农产品加工基地的空间布局与功能定位，促进与生物基产业在生产、加工、物流、研发、服务等环节上的相互融合与全产业链开发。要满足城乡居民的消费需要，根据本地的特点，拓展乡村的各种功能，推动农村一二三产的融合，补链强链，实现乡村经济的多元化、农业的全产业链发展。有效利用农业科技园、农产品加工园、农村产业融合发展示范园等平台载体，大力发展农业内部融合、产业链延伸、功能拓展、产城融合、多业态复合等农村产业融合发展的新模式。发展多种形式的适度规模经营，健全利益联结机制，将小农户和现代农业有机衔接，使农民能够更多更好地分享产业的增值收益。

二是发挥生物基产业在传统老工业城市转型中的作用，利用其工业基础，将生物基产业作为其接续替代重点产业之一，统筹发展传统产业改造升级与接续产业培育壮大。健全支持资源型地区的转型发展政策，加大对园区建设、资金分配、用地保障等方面的扶持力度，有序推进资源产业向下游延伸。

三是充分发挥生物基材料绿色、环保、节约资源等特点，改造传统农业，助力农业现代化建设。把"生态＋"的理念贯彻到产业发展的全过程和全领域，促进生产、流通和消费各环节绿色化。建设绿色产业链的供应链，促进产品设计、生产工艺、产品分销、运营维护和回收处置利用全过程绿色化，形成良性物质循环，打造充满活力的价值生产链。结合现有农业生产中薄膜、大棚、肥料等必需品的现状，积极研发新材料，解决新材料制作成本高、产

能低、产品缺乏设计、创新不够等痛点，推广生物基材料的运用。解决农业废弃物的污染难题，为乡村振兴注入切实有效的科技新动能。

12.2 融资建议

12.2.1 健全政策性融资体系，加强直接融资支持，大力支持生物基材料产业发展

为进一步支持生物基材料产业发展，从政策性融资角度着手，解决生物基材料企业面临的融资难问题，各地市级以上政府部门牵头，联合金融机构发起成立生物基材料产业引导基金，以少量财政资金为"种子"，撬动社会闲散资本，加大基金对生物基材料项目的投入力度。此外，为了更好地解决生物基材料企业初创时期旺盛的资金需求以及分担企业经营资金风险，需要加强直接融资支持，支持生物基材料产业企业上市和再融资；同时，健全上市挂牌后备资源培育、政策激励奖补和协调服务推进机制，引导企业通过增资扩股、债券发行等方式融资。培育生物基材料企业上市，支持上市企业增发、配股，通过 IPO、借壳上市、二级市场再融资等方式实现资本市场融资，对于没有达到主板上市条件的生物基材料相关企业，建议通过科创板、北交所上市融资，引导大多数无法上市的生物基材料中小企业通过私募股权投资方式进行融资，通过创业风险投资对生物基材料创新项目和初创企业提供资金支持和咨询服务，在初创发展到成长期的生物基材料企业采用成长资本的融资方式，对于企业上市前阶段建议采用 Pre-IPO 投资的融资方式，已经完成初步股权融资的企业支持采用夹层投资的方式进行融资。支持生物基材料企业通过安徽省股权托管中心积极参与全国证券场外交易市场，通过场外交易市场挂牌，进行多层次资本市场融资，鼓励中小企业通过并购对接资本市场。推动生物基材料企业通过债权融资方式获得资金，尤其是直接融资方式的债权融资，鼓励生物基材料企业依照法定程序发行公司债、企业债，健全创业投资发展与监管政策，使私募股权和创业投资基金各环节畅通，引导生物基材料相关中小微型企业在中国境内以非公开方式发行私募债、中小企业集合债券，以较低成本融资。有效发挥安徽省省级股权投资基金引领撬动作用，鼓励安徽省生物基材料产业发展有条件的地区发起设立政府出资产业投资基金，带动社会资本扩大直接融资规模。

12.2.2 深化银政企合作基础，发挥政府组织协调优势，共同推进融资规划方案落地

为进一步深化与安徽省政府合作关系，在服务地方社会经济发展中有效提供全方位金融服务，推进有效市场与有为政府融合，金融资源优化配置，畅通"血脉"，解决银企信息不对称问题，进一步强化对接政银企，着力推动安徽省生物基材料产业发展，继续发展安徽省各银行特色业务，发挥开发性金融"融智、融制、融资"的作用、政策性银行普惠金融服务作用、国有大型商业银行"头雁效应"等。一方面，推动银政共建融资规划项目库，对库内项目实施系统、动态管理，将政府视角的"投资项目库"深化为金融视角的"融资项目库"，

推动融资规划项目库与银行项目储备库衔接，先期开展重大项目的开发培育。另一方面，要积极主动利用政策开拓资金业务，深化银行与政府部门战略合作，拓展筹资渠道，降低筹资成本。例如，积极争取银行的科技创新，提供生物基领域大额、中长期、低成本资金，加强政策、资源互动协同，实施"借脑"工程，推动金融服务专业化，提供"商行＋投行""股权＋债权"等一揽子金融服务，打造综合服务体系，浇灌生物基材料产业。鼓励各市相关部门支持银行按照市场化原则，在风险可控前提下选择合作的生物基企业，为企业提供合理的融资等金融支持和服务，并建立较为完备的生物基企业发展贷款准入、授信管理制度等，根据企业项目建设需求、现金流等情况给予适度的授信、贷款等支持，推动生物基材料产业健康发展。蚌埠市作为安徽省打造"创新之城·材料之都"重要抓手的城市，市政府应建立蚌埠生物基材料产业标准体系，定期认定发布全市重点生物基材料项目名录，将其作为"投资项目库"，与银行项目储备库相衔接，培育发展生物基产业重大项目，通过政策性贷款向生物基材料产业倾斜。例如开发性金融对于科技创新、生态环保等生物基材料发展相关领域可提供大额、中长期的政策性资金支持，降低资金成本，拓展融资渠道，融通资金用于生物基材料企业项目建设和科技研发，银政合作助力企业发展，实现政银企携手共赢，高效有序推进融资规划方案落地。

12.2.3 进一步创新融资模式，拓宽融资渠道，多渠道支持生物基材料产业融通资金

进一步更好地支持生物基材料产业发展，创新规范推广政府和社会资本合作（PPP）模式，提高项目论证和决策科学性，增加民营资本参与，降低项目建设和投资风险。鼓励建立"信贷＋股权投资"投贷协同模式，商业银行负责投放贷款，股权投资机构负责投放资金，股权融资债权融资相结合为生物基材料企业提供融资服务，推动银行业金融机构稳妥开展投贷联动业务，引导保险机构加大保险资金直投。对于生物基材料成品应用端的厂商，可依据其合作的生物基材料厂家，使用供应链融资的模式进行支持，引导和鼓励下游厂家推广生物基材料的应用。发挥融资租赁模式融资与融物相结合的特色，缓解生物基材料中小企业资金不足问题。鼓励建立生物基材料区域发展基金，构建市场化的跨区域产业转移、园区合作共建的成本分担和利益共享机制，形成区际利益链接新模式，在地方政府招商引资的过程中，开发性金融等金融机构对于合意的招商引资对象也应当释放出合作的意向和支持的信号，为地方政府的招商工作提供助力。大力发展普惠金融，引导金融资本重点支持生物基材料产业中小微企业。要充分发挥民间资本推介项目长效机制作用，常态化公开发布回报机制，定期向社会公布商业潜力大的生物基项目，吸引民间资本参与。稳妥开展生物基材料相关产业基础设施领域不动产投资信托基金（REITs）试点，有效盘活存量资产。鼓励灵活使用绿色ABS债券支持生物基材料产业发展，对于像蚌埠市生物基材料产业大部分依靠重大项目支撑发展的地级市，应该充分利用绿色 ABS 的优势，在生物基材料产业发展的运营、推广等环节中大力使用。

12.2.4 注重政策合规性，通过多种方式防范风险，扎实支持项目建设和企业发展

通过对地方金融体系和融资结构进行优化调整，建立地方风险投资、银行信贷、保险市

场、股票市场、债券市场等多层次金融，支持更好地服务安徽省生物基材料产业发展。多种融资模式虽然在一定程度上分散风险，但也需要注重风险防范，例如，在政府类项目参与中，各金融机构应当积极支持地方政府采取 PPP 模式开展生物基材料产业园建设，与社会资金合作，盘活社会资本。严格贯彻执行中央文件精神，积极关注融资平台的市场化改革进程，监督 PPP 合约的完备性和执行过程，谨防 PPP 项目异化成政府隐性债务增加。与其他银行机构支持同一项目或企业时应注意避免业务同质性，适量压缩流动性贷款等短期业务，避免经济波动造成银行抽贷影响信贷安全。在"信贷＋股权投资"的投贷协同模式中，商业银行作为信用中介，并没有改变贷款的本质属性与风险防控的要求，政府应当给予一定的政策指引和资金帮扶，同时采取多层次的担保，以此来分散风险。就融资租赁模式目前缺少专门的法律法规而言，政府应该完善融资租赁的相关法律规定，促进良好的法制环境建设，进一步促进融资租赁行业的有序发展，从而通过良好的融资租赁模式带来生物基材料产业的发展。此外，需要注意贷款的期限错配风险，对于龙头企业应争取商业用地和工业设备厂房的资产抵押，以确保贷款安全。积极推动引导生物基材料产业与资本市场实现对接，鼓励企业以上市或发行债券等直接融资方式，分散可能产生的风险。另外，需要深化政策性融资担保体系建设，通过建立风险补偿机制等措施，打造生物基材料产业政策性融资担保体系，完善担保服务机制，推动建立市场化法治化的金融机构处置和退出机制。

参 考 文 献

[1] 安徽省人民政府. 安徽省国民经济和社会发展第十四个五年规划和 2035 年远景目标纲要 ［EB/OL］. （2021－2－20）［2021－12－13］. https：//www. ah. gov. cn/public/1681/553978211. html.

[2] 白京羽，林晓锋，尹政清. 全球生物产业发展现状及政策启示 ［J］. 生物工程学报，2020，36 （8）：1528－1535.

[3] 蚌埠市人民政府办公室关于印发蚌埠市推动生物基材料产业发展工作方案的通知 ［J］. 蚌埠市人民政府公报，2019 （12）：11－13.

[4] 陈晓波，苏栋根. 1，3－丙二醇产业现状与发展建议 ［J］. 石油化工技术与经济，2017，33 （6）：1－4.

[5] 刁晓倩，翁云宣，黄志刚，等. 国内生物基材料产业发展现状 ［J］. 生物工程学报，2016，32 （6）：715－725.

[6] 丁海兵，顾爱军，许贤文. 我国聚乳酸产业化现状与发展 ［J］. 合成纤维工业，2015，38 （6）：58－61.

[7] 佟毅. 新型生物基材料聚乳酸产业发展现状与趋势 ［J］. 中国粮食经济，2019 （8）：49－53.

[8] 李静. nova－Institute：2016—2021 年全球生物基聚合物的最新市场报告 ［J］. 国际纺织导报，2017，45 （10）：14－15.

[9] 林世东，杜国强，顾君，等. 我国生物基及可降解塑料发展研究 ［J］. 塑料工业，2021，49 （3）：10－12，37.

[10] 刘长松. 欧美油气公司碳中和路径与措施比较 ［J］. 世界环境，2021 （4）：40－45.

[11] 刘春阳，叶强. 聚乳酸产业发展机遇与挑战 ［J］. 当代石油石化，2022，30 （1）：22－27.

[12] 刘伟. 蚌埠市政府扶持生物基新材料产业发展存在的问题和对策研究 ［D］. 安徽财经大学，2021.

[13] 孙瑞. 生物基材料在有机合成中应用的研究进展 ［J］. 化工设计通讯，2019，45 （12）：47，64.

[14] 同黎娜. 国产生物基纤维待修炼 ［N］. 中国纺织报，2015－10－19 （007）.

[15] 王斌，许斌. 聚丁二酸丁二醇酯 （PBS） 的现状及进展 ［J］. 化工设计，2014，

24（3）：3－7，22，1.

[16] 王虎. 硬科技和绿色发展为根本理念的成功典范——以蓝晶生物科技为例［J］. 管理观察，2017（15）：61－63，66.

[17] 王华平，乌婧. 纤维科普：生物基化学纤维［J］. 纺织科学研究，2021（2）：58－61.

[18] 王永生，李增俊. 生物基化学纤维发展现状与展望［J］. 生物加工过程，2019，17（5）：466－473.

[19] 王永生，李泽洲，李增俊. 生物基化学纤维产业分析［J］. 棉纺织技术，2021，49（4）：37－42.

[20] 魏珣，林长喜. 我国生物基材料产业发展对策与建议［J］. 化学工业，2022，40（2）：6－11，23.

[21] 夏榆，姚勇波，姚菊明，等. PBS/天然高分子复合材料的现状及进展［J］. 塑料，2022，51（2）：85－88，100.

[22] 辛颖，王天成，金书含，等. 聚乳酸市场现状及合成技术进展［J］. 现代化工，2020，40（A1）：71－74，78.

[23] 薛东风，郑飞祥，安宣. 安徽丰原：推动生物基产业高质量发展［N］. 中国工业报，2022－02－24（A4）.

[24] 薛敏敏. 凯赛生物公司扩产生物基新材料产能［J］. 合成纤维，2018，47（12）：51.

[25] 杨礼通，陈大明，于建荣. 生物基材料产业专利态势分析［J］. 生物产业技术，2016，52（2）：73－79.

[26] 杨如惠，杨效军. 丁二酸生产工艺技术进展［J］. 合成技术及应用，2015，30（2）：33－39.

[27] 易芳，梁莉萍. 凯赛：生物制造无限可能性引爆产业变革［J］. 中国纺织，2018（7）：12－17.

[28] 于建荣，毛开云，陈大明，等. 生物基丁二酸产业化发展及态势分析［J］. 生物产业技术，2014（1）：42－46.

[29] 郁李. 安徽丰原集团：技术创新是发展的源动力［J］. 农经，2020，353（11）：76－79.

[30] 袁跃. 凯赛生物：夹缝中融资［J］. 首席财务官，2016（21）：56－58.

[31] 张秋棠. 绵阳市培育发展西部生物基材料产业集群　助推西部经济强市建设刍议［J］. 经济研究导刊，2018（22）：114－117.

[32] 张淑英，雍巧云. 基于不同生命周期的高新技术企业融资决策［J］. 财会通讯，2018（32）：14－19.

［33］张晓萍．绿色生物塑料聚羟基烷酸酯的研究进展［J］．塑料科技，2020，48（3）：126－128.

［34］赵永霞．全球生物基聚合物产业的发展概况［J］．纺织导报，2022（2）：45－47.

［35］郑颖，邓勇，陈方，等．欧盟生物基产业科技战略解析［J］．中国生物工程杂志，2016，36（4）：116－122.

［36］臧运芳．我国丁二酸行业的现状与发展趋势［J］．化工管理，2019（30）：16－17.

［37］周艳东，徐二垒．己二酸生产技术进展及市场分析［J］．化工管理，2021（26）：57－58.

图书在版编目(CIP)数据

安徽省生物基材料产业发展研究报告.2021/谭常春,宋平凡编著.—合肥:合肥工业大学出版社,2022.12

ISBN 978-7-5650-5955-1

Ⅰ.①安⋯ Ⅱ.①谭⋯②宋⋯ Ⅲ.①生物材料—产业发展—研究报告—安徽—2021 Ⅳ.①R318.08 ②F426.7

中国版本图书馆 CIP 数据核字(2022)第 231662 号

安徽省生物基材料产业发展研究报告(2021)

谭常春 宋平凡 编著　　　　　　　　　　　责任编辑 张 慧

出　版	合肥工业大学出版社		版　次	2022 年 12 月第 1 版	
地　址	合肥市屯溪路 193 号		印　次	2022 年 12 月第 1 次印刷	
邮　编	230009		开　本	889 毫米×1194 毫米　1/16	
电　话	人文社科出版中心:0551-62903205		印　张	9.75	
	营销与储运管理中心:0551-62903198		字　数	219 千字	
网　址	press.hfut.edu.cn		印　刷	安徽联众印刷有限公司	
E-mail	hfutpress@163.com		发　行	全国新华书店	

ISBN 978-7-5650-5955-1　　　　　　　　　　　　定价:46.00 元

如果有影响阅读的印装质量问题,请与出版社营销与储运管理中心联系调换。